Fit zum richtigen Zeitpunkt

GOLDMANN

Buch

Leben im Einklang mit den Mond- und Naturrhythmen: Auch für körperliche Bewegung gilt, dass besser hilft, was zum richtigen Zeitpunkt getan wird. Der Mond durchwandert auf seiner Bahn bestimmte Körperregionen. Alles, was man gerade dann für die betreffende Stelle tut, dient dem Wohlergehen doppelt. Nur wenn Mondstand, Körperregion und Art der Übung im Einklang sind, fühlt der Körper den Sinn der Bewegung. Der immer aktuelle Bestseller wurde durchgehend überarbeitet und mit einigen neuen Übungen versehen.

Autoren

Johanna Paungger und Thomas Poppe haben als Erste das Wissen um den Einfluss des Mondes wiederentdeckt. Ihre Bücher und Kalender sind Bestseller und dienen immer mehr Menschen Jahr für Jahr als verlässliche Wegweiser. JOHANNA PAUNGGER wuchs in engster Vertrautheit mit den Mond- und Naturrhythmen auf. Ihr Großvater ließ sie teilhaben an seinem immensen Wissen um eine gesunde Lebensführung und Vitalität bis ins hohe Alter. THOMAS POPPE, Autor und Übersetzer, beschäftigt sich seit vielen Jahren mit den Einflüssen der Mondrhythmen auf den Alltag.

Von den Autoren außerdem im Programm:

Alles erlaubt! · Aus eigener Kraft · Bauen mit dem Mond · Das Tiroler Zahlenrad · Lebenschance Tiroler Zahlenrad · Moon Power · Das Mond-Jahrbuch · Meditieren zum richtigen Zeitpunkt · Mondkalender. Die Jahresübersichten 2026–2036

Jährlich neu erscheinend:

DAS MONDJAHR

Taschenkalender (farbig und schwarz-weiß) · Foto-Wandkalender · Wochenkalender · Tagesabreißkalender · Wand-Spiralkalender · Garten-Spiralkalender · Familienkalender · Zeit für mich · Streifenkalender · Zeit zum Meditieren

Johanna Paungger
Thomas Poppe

Fit zum richtigen Zeitpunkt

Die Drei-Minuten-Mondgymnastik

GOLDMANN

Dieses Buch ist in ähnlicher Form unter der Nummer 16570
bereits im Goldmann Verlag erschienen.

MIX
Papier | Fördert
gute Waldnutzung
FSC® C014496
FSC www.fsc.org

Penguin Random House Verlagsgruppe FSC® N001967

6. Auflage
Neuausgabe Dezember 2019

Neumarkter Str. 28, 81673 München
produktsicherheit@penguinrandomhouse.de
(Vorstehende Angaben sind zugleich
Pflichtinformationen nach GPSR)

Umschlag: Uno Werbeagentur, München
Umschlagmotiv: GettyImages, Westend61
Mondzyklus: FinePic®, München
Satz: Uhl + Massopust, Aalen
Zeichnungen: Friedrich Rois stylefactory.de & Designstudio Fleischer
Druck und Bindung: GGP Media GmbH, Pößneck
Printed in Germany
CH · Herstellung: CB
ISBN 978-3-442-17765-3

www.goldmann-verlag.de

INHALT

Teil I AUF DIE PLÄTZE!

In einer ruhigen Ecke ... 11
Vorwort zur Neuausgabe ... 13
Zur Begleitung *(Johanna Paungger-Poppe)* ... 15
Im selben Boot *(Thomas Poppe)* ... 22
Vom richtigen Zeitpunkt ... 30

Teil II FERTIG?

Das Tor zum Körper ... 54
Das Tor zur Seele ... 61
Gymnastik und Atmung ... 68
Siebenmal ist unsere Zahl ... 71
Selbstdisziplin und Rivalität ... 77
Tipps und Anregungen ... 81
Die beste Tageszeit für die Mondgymnastik • Niemand zu Hause! • »Wippen«? Besser nicht • Rechts beginnen!
Eine kurze Meditation mit Farben ... 85

Teil III LOS!

Die Mondgymnastik 91
Die vier Grundübungen 92
Die erste Grundübung • Die zweite Grundübung • Die dritte Grundübung • Die Abschlussübung
Die Übungen für den Mondstand im Tierkreis 106
Die Widder-Tage – Übungen für helle Köpfe und helle Augen 107
Die Stier-Tage – die Last von der Schulter streifen 111
Die Zwillinge-Tage – für Hand und Arm 116
Die Krebs-Tage – für die Atemkraft 122
Die Löwe-Tage – Gutes fürs Herz 127
Die Jungfrau-Tage – fit in den Eingeweiden 133
Die Waage-Tage – Schwung für die Hüfte 139
Die Skorpion-Tage – lendenwirksame Übungen 143
Die Schütze-Tage – Standfestigkeit im Oberschenkel 148
Die Steinbock-Tage – Flexibilität fürs Knie 154
Die Wassermann-Tage – Energie für die Waden 159
Die Fische-Tage – so kommt jeder auf die Füße 163
Fingerarbeit und Energiespiralen im Rhythmus von Tag und Nacht 171
Die Technik der Fingerarbeit 173
Fingerarbeit und die Organe des Körpers 178
Die zwölf Organrhythmen im Tageslauf 182
Die sechs Funktionskreise 184
Die sechs Gemütszustände 188
Die zwölf kleinen Energiespiralen im Tageslauf 195
Widder • Stier • Zwillinge • Krebs • Löwe • Jungfrau • Waage • Skorpion • Schütze • Steinbock • Wassermann • Fische

Ergänzende Hinweise zur Fingerarbeit 233
Chayito 237

Teil IV DURCHS ZIEL!

Die Guten ins Töpfchen – über den Stoffwechsel 245
Versauern – nein danke! 250
Loswerden, was belastet – Hilfen zur Entgiftung 270
Wasser marsch! • Das Salz des Lebens
Hereinlassen, was Leben bringt – Hilfen zur gesunden Ernährung 283
Steigen Sie um auf Bio • Alpha oder Omega – finden Sie Ihren Ernährungstyp • Ernährung im Rhythmus des Mondes

Anhang

Gymnastik, wie sie nicht sein soll 295
Was uns noch am Herzen liegt 302
Register 313

Teil I

AUF DIE PLÄTZE!

In einer ruhigen Ecke …

Pssst – ganz schnell!

Während Sie noch in der Buchhandlung stehen und überlegen, ob das Buch sein Geld wert sein könnte …

… oder während Sie noch nachdenken, ob dieses Buchgeschenk auf dem Nachtkästchen landet, um sich im Bett damit zu befassen, oder doch gleich im Bücherregal für den fernen Augenblick des Hervorholens – oder für welchen Zweck auch immer.

Ganz schnell! Suchen Sie sich ein ruhiges Plätzchen, lassen Sie die Arme (unauffällig) hängen, bewegen Sie beide Daumen schnell auf und ab und zählen Sie dabei langsam bis sieben. Tun Sie dann das Gleiche mit beiden Zeigefingern. Bis sieben Sekunden zählen. Danach das Gleiche mit Mittelfinger, Ringfinger und kleinem Finger.

Sie brauchen also für diesen kleinen Versuch insgesamt fünf mal sieben Sekunden: 35 Sekunden.

In dieser kurzen Zeitspanne erhält Ihr Körper einen Energieschub, ohne jeden Aufwand. Lassen Sie sich ein paar Sekunden Zeit und fühlen Sie, was in Ihren Armen und in Ihrem

Körper geschieht. Was mit Ihrer Laune passiert und mit Ihren Gedanken. Fühlen Sie, wie Wärme und Energie in alle Ecken und Winkel Ihres Körpers strömen.

Genießen Sie, dass einfache Übungen so großen Erfolg bringen können.

Viel Freude beim Lesen und Erleben.

Vorwort zur Neuausgabe

Im Herbst 1991 hat alles angefangen. Damals erschien *Vom richtigen Zeitpunkt* – das Buch, das der Wiederentdeckung des Wissens um die Mondrhythmen den Weg ebnete und das heute in 30 Sprachen übersetzt vorliegt. Millionen Leserinnen und Leser haben seither erleben dürfen, wie sehr der Mondkalender den Alltag erleichtern hilft. Nur wenig später haben wir das Buch veröffentlicht, das Sie in Händen halten, mit dem ursprünglichen Titel *Die Mondgymnastik*.

Mit der jetzt vorliegenden Überarbeitung haben wir die Chance ergriffen, die Erfahrung der letzten Jahrzehnte mit Hunderten von TeilnehmerInnen an unseren Gesundheitswochen einzuarbeiten.

Die Mondgymnastik war und ist eine wichtige Säule dieser Wochen, die für die meisten TeilnehmerInnen zu einem Wendepunkt in ihrem Leben geworden sind. Diese Erfahrungen machen das Buch noch alltagstauglicher und noch erfolgreicher in der Wirkung für Ihre Gesundheit. Unser Versprechen ist das gleiche geblieben und soll hier erneuert werden: **Nur drei Minuten Mondgymnastik täglich, durchführbar in jedem Alter, und Sie gewinnen ein Maß an Beweglichkeit und damit Lebensqualität zurück, das Sie nicht für möglich gehalten hätten!**

Wenn Sie unsere Arbeit noch nicht kennen und mit diesem Buch erstmals mit ihr in Berührung kommen, dann ist unser Wunsch, dass es Sie ein langes Stück Weg begleitet und für Sie nützlich wird. Vielleicht macht es neugierig auf die genaueren Zusammenhänge und noch viel mehr Wissen, das wir in unseren Büchern festgehalten haben. Neulingen wie »alten Hasen« versprechen wir, auch in Zukunft für sie da zu sein – mit aufrichtiger Information über in Vergessenheit geratene Zusammenhänge, deren Kenntnis für die Gegenwart und Zukunft unseres kleinen Planeten von größter Bedeutung ist. Die Natur sollte uns nicht erst zwingen müssen, das Wissen vom »richtigen Zeitpunkt« wieder lebendig werden zu lassen. Gemeinsam mit Ihnen möchten wir die ersten Schritte aus freiem Willen gehen. **Das Echte hat Zukunft!**

Johanna Paungger & Thomas Poppe

Zur Begleitung

Es ist für mich eine große Freude zu erleben, wie das Wissen um die Mondrhythmen wiedererwacht und den Platz im Alltag vieler Menschen findet, den es verdient. Ich habe stets fest daran geglaubt, dass es genug Menschen gibt, die den Wert dieser einfachen Regeln erfahren und für sich im Kleinen umsetzen wollen. Dass es letztlich dann so viele sein würden, habe ich mir zwar insgeheim erhofft, aber das Staunen darüber ist mir bis heute noch nicht abhandengekommen. Denn angefangen hat es mit sehr kleinen Schritten über viele Jahre hinweg.

Als ich als junges Mädchen von Tirol nach München »auswanderte«, um dort zu lernen, stellte ich nach kurzer Zeit verwundert fest, dass offenbar fast niemand hier den richtigen Zeitpunkt für alles Tun kennt und beachtet. Anfangs fand ich das interessant und sogar »modern« und tat es einfach allen anderen nach, weil ich keine Außenseiterin sein wollte. Den Einfluss des Mondes lernte ich schnell zu ignorieren als ein Relikt alter Zeiten, das offenbar inzwischen überflüssig geworden war.

Einige Jahre lang ging das gut, bis mich mein Körper mithilfe verschiedener Störungen und Krankheiten regelrecht nötigte, mich wieder auf die Naturrhythmen zu besinnen. Schon nach kurzer Zeit ging es mir wieder viel besser – und das ohne jegliche ärztliche Hilfe.

Meines Großvaters Wissen hatte mir auch jetzt geholfen. Aber diese positive Erfahrung hatte mich sehr neugierig gemacht auf etwas anderes: Als Kind habe ich nämlich gelernt, dass man den Menschen jede Krankheit aufgrund einiger untrüglicher Kennzeichen ansehen kann. Bestimmte Mangelerscheinungen und Leiden drücken sich in ganz eigentümlichen und typischen Symptomen aus: Mimik, Körperhaltung, Hautfärbung und -tönung, Haarbeschaffenheit, Ausdünstung, Gehbeschwerden wie Hinken, Nachschleifen, kurze oder lange, schnelle oder langsame Schritte, Wippen, Grad der Ausdauer, die Sitzhaltung, Ess- und Trinkgewohnheiten, Sehstörungen, Schlafstörungen. Obendrein noch die genaue Tageszeit, bei der all diese Merkmale auftreten, denn ob eine Haut vormittags oder nachmittags fahl wirkt, deutet auf jeweils unterschiedliche Störungen hin. Viele Seiten ließen sich mit diesen Beobachtungen und Auflistungen immer wiederkehrender Symptome füllen.

Während der ersten Zeit in München wurde mir also bewusst, dass dort das Mondwissen nichts gilt. Gleichwohl hatte ich durch Beobachtung den Eindruck gewonnen, dass der Einfluss des Mondes auch bei den Menschen dort zum Tragen kommt, ob sie sich darüber nun im Klaren sind oder nicht. Als unendlich neugieriger Mensch machte ich mich daran, diese Frage für mich selbst zu beantworten.

Einer der Wege, für die ich mich entschied, waren während

meiner Freizeit Besuche in der Poliklinik unweit meiner damaligen Wohnung am Sendlinger Tor. Versorgt mit Speis und Trank setzte ich mich vor die Türen all der vielen Behandlungsräume, um die wartenden Patienten zu beobachten.

Der erste Eindruck war ermutigend. Auch hier in München konnte ich den Menschen sofort ansehen, was sie plagte. Allerdings wunderte ich mich oft, dass beispielsweise ein Patient in der Warteschlange zum Lungenröntgen saß, obwohl er offensichtlich kaum Probleme mit der Lunge haben konnte.

Ich bitte die Ärzteschaft um Nachsicht – aber wie schon gesagt: Als Kind habe ich diese Fähigkeit erlernt, und ich konnte mich fast immer auf sie verlassen. So habe ich mir beispielsweise als kleines Mädchen manchmal etwas Taschengeld verdient, wenn ich mit Touristen im Restaurant eine Wette darüber abschloss, was die Leute am Nachbartisch zum Essen bestellen würden. Das ist nämlich nicht schwer, wenn man ihren Zustand eingehend betrachtet. Die Menschen essen sich gesund – oder sie essen sich krank.

Dieses Buch soll nun keine Anleitung sein, wie Sie Diagnosen stellen können aufgrund von Statur, Aussehen, Haltung, Neigung usw. Ich wollte damit nur ausdrücken, dass das Wissen zwar fast in Vergessenheit geraten ist, aber heute noch genauso viel Gültigkeit und Wert besitzt wie zu früheren Zeiten.

Natürlich hatte ich während der ersten Jahre in der Stadt manchmal ernsthafte Probleme zu schweigen, wenn jemand eine völlig überflüssige Operation »verschrieben« bekam und dann womöglich noch bei zunehmendem Mond. Aber auch damit lernte ich umzugehen und konnte zumindest gleich feststellen, dass chirurgische Eingriffe bei zunehmendem Mond auch in der Großstadt nicht so gut verliefen wie bei abnehmendem Mond.

Es vergingen jedoch noch viele Jahre, bis ich es wagte, das Wissen um die Mondrhythmen in Vorträgen weiterzugeben und dann niederschreiben zu lassen.

An dieser Stelle möchte ich mich ganz herzlich bei meinem Mann Thomas Poppe bedanken, der mich jederzeit ermutigt, von solchen »alten Dingen« zu berichten, um diese dann für Sie zu Papier zu bringen. Ohne ihn wäre keines unserer Bücher entstanden, denn mündliches Erzählen ist die eine Sache, schriftliches Fixieren zum allgemeinen Verständnis eine andere. Obendrein gelangt keine Zeile Information an die Öffentlichkeit, ohne dass er selbst sie überprüft und ihren Wert erfahren hat.

Mein besonderer Dank gilt auch meinem Bruder Georg Koller, der viele Jahre lang eine sehr erfolgreiche physiotherapeutische Praxis in Bissendorf bei Osnabrück betrieb. Viele seiner guten Ratschläge und Tipps fanden Eingang in die folgenden Zeilen – ein wahrer Schatz an Wissen, ohne den dieses Buch nicht vollständig wäre.

In diesem Buch haben wir ein zusätzliches Wagnis unternommen: Wir haben uns entschlossen zu glauben, dass Sie sich für bisher verborgene Zusammenhänge zwischen Krankheit und Symptom, Körper und Seele interessieren. Sie finden diese deshalb genauer geschildert bei den Mondgymnastik-Übungen und auch bei den einzelnen Tierkreiszeichen der Fingerarbeit.

Sie erfahren beispielsweise, was Sie im Körper Gutes bewirken, wenn Sie Ihren Zeigefinger in der Zeit von 15 bis 17 Uhr einige Sekunden lang festhalten. Ich kann mich noch gut an meine Kindheit erinnern, als meine Mutter uns empfahl, bei jeder Form von Angst den Zeigefinger zu umklammern – bei Prüfungen, beim Allein-Unterwegssein, beim Verpassen des Unterrichtsbeginns in der Schule. Bei meinem eigensinnigen Wesen ist mir dieser Rat regelmäßig fürchterlich auf die Nerven gegangen, weil er so simpel war. Trotzdem habe ich ihn immer wieder befolgt und ausprobiert.

Heute ertappe ich mich schon längst dabei, wie ich meine eigenen Kinder mit »solch einfachen Methoden« nerve. Und natürlich entgeht es mir nicht, dass auch sie es nachmachen und erfahren, wie es hilft.

Meine Mutter wusste unzählige solcher einfachen Dinge, besonders in Bezug auf die Ernährung (als das normale Salz, das Sie heute fast ausschließlich zu kaufen bekommen, bei uns »in Mode« kam, stand es genau drei Tage lang auf dem Tisch, bis es wieder verschwand und das gute alte Steinsalz zurückkehrte). Vieles davon habe ich damals nicht glauben wollen, besonders was den Umgang mit Süßigkeiten betraf, aber wenn man selbst Mutter ist, dann erwacht auch dafür das Verständnis. Vor allem die Wechselwirkung zwischen Genuss von Süßigkeiten und Nervosität und schlechter Laune bei Kindern oder die Ernährung eines Alpha-Kindes mit Omega-Kost – darin kannte meine Mutter sich bestens aus, und ich bin froh, dass ich dieses Wissen heute weitergeben kann. Und dies erst recht, wenn ich bedenke, dass heute viele arme Kinder mit Medikamenten »ruhiggestellt« werden, obwohl sie nur eine kleine Ernährungsumstellung bräuchten.

Natürlich klingen unsere Worte mitunter etwas laienhaft im medizinischen Sinn, aber dafür ist die Information verständlich und sofort anwendbar. Vor allem können Sie aus diesem Buch den Mut und die Inspiration gewinnen, Ihren Körper in seiner Ganzheit kennenzulernen. Am richtigen Tag die richtige Gymnastik – und Sie brauchen sich nie wieder zu überfordern.

Ebenso wie heute Heilkräuter wissenschaftlich untersucht und dann großmütig als »medizinisch wirksam« Anerkennung finden (obwohl der Mensch sie schon seit Tausenden von Jahren verwendet), so wird es eines Tages der Fall sein, dass »exotischen« Dingen wie den Mondrhythmen nicht länger die Akzeptanz vonseiten der Wissenschaft verweigert wird. Ohne Not kurz vor Vollmond eine Operation durchzuführen wird dann als Kunstfehler gelten. Darauf müssen Sie aber glücklicherweise nicht warten. Vertrauen Sie der Weisheit Ihres Körpers und darauf, was er Ihnen sagt.

Was geschieht denn bei einem hundert Jahre alten Menschen, wenn er sich beim Spazierengehen an einem Brombeerbusch die Haut ritzt? Genau: Die Wunde verheilt spurlos – trotz des hohen Alters! Mehr oder weniger genau die gleiche Regenerationskraft besitzen alle seine inneren Organe, ja sogar Muskeln, Knochen und Gelenke, die schon scheinbar »degeneriert« waren. Mondgymnastik, Entgiftung und ausreichend lebendiges Wasser trinken – das ist die solide Basis für einen Neuanfang.

Natürlich braucht es etwas Übung und Beobachtungsgabe, um jenes Urvertrauen in den Körper wiederzugewinnen, das vielen ausgeredet und in jungen Jahren wegdressiert worden ist. Es wäre deshalb sehr schön, wenn Sie sich nicht einfach nach diesem Buch richten. Mein Wunsch ist, dass es Ihnen als Starthilfe dient für ein besonders schönes und lohnendes Abenteuer. Sie haben nichts zu verlieren, aber sehr viel zu gewinnen – um nicht zu sagen, alles –, wenn Sie lernen, dass die Liebe der eigentliche Heiler auf dieser Erde und im Universum ist.

Johanna Paungger-Poppe

Im selben Boot

Wie lange schon predigen die Weisen und Heilkundigen aller Völker, dass maßvolle Bewegung eine Grundbedingung für gute Gesundheit ist – neben einer menschgerechten Ernährung? Wie viele Ärzte, Masseure und Physiotherapeuten singen heutzutage das Loblied vom Sport, von körperlicher Betätigung, schweißtreibendem Tun als absoluter, unabdingbarer Notwendigkeit, um bei guter Gesundheit ein hohes Alter zu erreichen? Ich habe den Eindruck, diese Mahnungen und Predigten bekommen wir zu hören, seit es Menschen gibt.

Und ebenso lange tun wir alles, um uns taub zu stellen. Ganz besonders heute, da uns in vielen Teilen der Welt der Alltag nicht mehr zu körperlicher Arbeit zwingt, um den Lebensunterhalt zu verdienen. Ja nicht einmal mehr zu körperlicher Bewegung dort, wo bis vor Kurzem zumindest ein Minimum davon erforderlich war – bis hin zum Hefeteigkneten und Schuheputzen, was uns jetzt Maschinen abnehmen.

Wir alle sitzen im selben Boot. Wir alle wissen und fühlen, wie wichtig Bewegung und ein wenig Sport und Gymnastik wären. Fünf Minuten am Tag – nein, eine Minute täglich – würden genügen, wenn es die richtige Gymnastik ist.

Fast ausnahmslos plagt uns ein mehr oder weniger lautstarkes schlechtes Gewissen, weil wir in der Regel viel zu wenig tun oder uns zu einseitig belasten – zum Schaden unseres Körpers und Wohlergehens, zum Nutzen der Heerscharen von Ärzten und Chemikern, die uns ihre Pülverchen gerne andrehen, wenn's hier und da zwickt und zwackt im vernachlässigten Leib, mit den Jahren immer mehr.

Ich nehme mich nicht aus, denn ich habe vieles hinter mir: jede Menge Sport in kurzen, intensiven Jugendzeiten – weniger Sport in späteren Jahren. Immer viel Freude an Bewegung – aber erst nach einem mühseligen Aufraffen. Dann langsames Nachlassen des Willens – bis zu jener winzigen Sekunde der Selbstüberwindung, zur einfachen Entscheidung: »Jetzt tu ich wieder was…« Bis schließlich zur bequemen Selbsttäuschung: »Es bringt ja doch nichts, und außerdem habe ich gerade keine Zeit…«

Ich schätze mich wirklich glücklich, meine Frau kennengelernt zu haben. Wer weiß, welche Ausmaße meine Körperfülle angenommen, welches Aushöhlen meiner Gesundheit ich zugelassen hätte? Ihr Wissen und durch sie das Wissen ihres Großvaters halfen mir, diesen Teufelskreis zu durchbrechen: immer weniger Bewegung – Gewichtszunahme, zunehmend weniger Lust zur Bewegung – Gewichtszunahme, Nachlassen der Muskelkraft und des Selbstvertrauens – noch weniger Bewegung. Das alles begleitet von Ernährungssünden. Es ist ein Teufelskreis, dem leider nur zu viele von uns vergeblich zu entrinnen versuchen.

Die Umkehr ist mir nicht leichtgefallen. Jahre schon war ich im Besitz der nötigen Informationen, dennoch ist mir die Wahrheit oftmals richtiggehend auf die Nerven gegangen – bis mich das eine oder andere Wehwehchen daran erinnerte, dass es höchste Zeit wurde, erwachsen zu werden. Heute kann ich es dafür jedem Menschen nachfühlen und nachsehen, wenn er Mühe hat, sich sogar zu winzigsten Änderungen im Alltag aufzuraffen – beispielsweise fünf Minuten früher aufzustehen, um die Mondgymnastik zu machen. Es gehört zum Wesen des Menschen, dass wir es zu jedem Zeitpunkt unseres Daseins mit Kräften zu tun haben, die uns versklaven wollen, körperlich, geistig, seelisch. Wahrlich seltsam – die Zeitspanne einer Zigarettenlänge täglich könnte aus der Sackgasse führen, aus einer Teufelsspirale in lichte Höhen. Es ist jedoch eine Sache des freien Willens, den wir in die Wiege gelegt bekamen …

Echte Selbstliebe und freier Wille sind es, die uns aufmuntern, den Versuch zu wagen, dieser Abwärtsspirale zu entkommen. Die Schlüsselfrage aber lautet für viele: Warum führt es so selten zu dauerhaftem Erfolg (und nur dies zählt!), sich dennoch aufzuraffen und irgendeiner körperlichen Aktivität zu widmen – Joggen, Schwimmen, Radfahren, Fitnessstudio, Gymnastik und dergleichen? Warum beginnen viele von uns so oft hoffnungsfroh und besten Willens, fangen stark an und lassen rapide nach? Drehen dann eine weitere Spirale nach unten, sammeln Gewicht und Trägheit und mangelndes Selbstvertrauen? Bis zum nächsten Versuch, der dann ebenso endet, noch ein Stockwerk tiefer? Bis eben »alles ja doch nichts bringt«. Warum schaffen wir's nicht?

Die Antwort lautet: Weil wir müde und depressiv sind. Weil wir müde aufwachen und müde zu Bett gehen. Und uns in der Zeit dazwischen abhetzen und mit Überflüssigem ablenken. Und warum sind wir so erschöpft? Viele »moderne« Gründe gibt es, doch in erster Linie fühlen wir uns deshalb so kaputt, weil unsere normale Alltagsernährung jeden Menschen müde, depressiv und süchtig macht.

Die Müdigkeit lässt Ziele in scheinbar weite Ferne rücken. Ohne sinnvolle, ersehnte Ziele jedoch, die wir mit Eifer anstreben, tritt keine Lebensfreude ein. Ohne Lebensfreude behalten Müdigkeit und Depression die Oberhand. Eine Sackgasse tut sich auf, ein weiterer Teufelskreis …

Aber es gibt zu jedem Zeitpunkt einen Ausweg, den viele von uns finden und zur Flucht nutzen. Warum schaffen es diese Menschen unter uns allen Widrigkeiten äußerlich und innerlich zum Trotz dennoch?

Es sind keine Außerirdischen, keine Übermenschen. Eine winzige Kleinigkeit ist es, die den Unterschied ausmacht: Sie besteht darin, die Daumen zu bewegen, die Zehen zu bewegen. Es ist die Fähigkeit, aus dem Stand einen kleinen Schritt vorwärts zu tun. Von Stunde zu Stunde. Von einer kleinen Entscheidung für dieses und gegen jenes. Von Kleinigkeit zu Kleinigkeit.

Dieses Buch macht Sie vertraut mit genau solchen Kleinigkeiten und führt Sie anhand kleiner Schritte zu großer und dauerhafter körperlicher Fitness. Es hilft Ihnen, den »inneren Schweinehund« zu überwinden, den ausnahmslos jeder von uns mit sich herumschleppt – der eine als schwere, erstickende Last, der andere, nachdem er ihn zu einem unbedeutenden kleinen »Ferkelwauwau« degradiert hat, dessen Einfluss gegen null geht.

Um ihn dahin zu bringen, ist keine »eiserne Disziplin« vonnöten. So viel können wir versprechen. Sie brauchen keine Messgeräte für Blutdruck und Pulsfrequenz – Sie brauchen Mut zum persönlichen Gespür! Damit Sie Ihre Grenzen kennenlernen, diese langsam erweitern und sich plötzlich fit fühlen. Und für richtig faule Tage gibt's immer noch die Fingerarbeit – eine besondere Technik der körperlichen Kräftigung, die wir Ihnen weiter hinten im Buch erstmals vorstellen.

Für das Hin-und-Her-Pendeln zwischen Versuch und Enttäuschung, das viele von uns nur allzu gut kennen, gibt es Gründe. Sie zu kennen ist der allererste Schritt zum Erfolg. Und der allerwichtigste Grund beruht darauf, dass wir uns oftmals zum falschen Zeitpunkt bewegen, trainieren, Sport treiben. Um Ihnen das Geheimnis der fröhlichen, erfolgreichen – auf Dauer erfolgreichen – Bewegung zum richtigen Zeitpunkt nahezubringen, haben wir dieses Buch geschrieben.

Wenn Sie eine körperliche Übung, eine bestimmte Gymnastik machen, wenn Sie eine bestimmte Muskelgruppe kräftigen und dehnen, dann ist von entscheidender Bedeutung für Sinn und Erfolg Ihres Tuns sein Zeitpunkt in Harmonie mit Mond- und Naturrhythmen.

Ist der Zeitpunkt günstig, so können Sie sich buchstäblich schöner, stärker, lebendiger und gesünder machen – oder aber Sie richten bestenfalls nichts aus, wenn Sie sich für einen ungünstigen Moment entschieden haben.

Die Regeln und Prinzipien, die diesen zeitlosen Naturgesetzen zugrunde liegen, sind einfach und kinderleicht umzusetzen. Und das ohne verbissene Selbstdisziplin, ohne übermenschliche Willenskraft, ohne jene Resignation, die sich nach viel erfolgloser Anstrengung einstellt.

Alles, was Sie benötigen, ist ein wenig Liebe zu sich selbst, ein Minimum an Geduld und einen Mondkalender als einziges »Übungsgerät« (siehe auch Seite 303 ff.) und unsere Website www.paungger-poppe.com, wo wir Ihnen unsere Palette von Mondkalendern vorstellen.

Wir haben Ihnen in unseren Büchern immer wieder zu vermitteln versucht, dass jeder von uns ein unfehlbares Gespür besitzt. Niemand muss uns »beweisen«, dass es schädliche Erdstrahlen gibt, dass Gentechnik und Klonen eine törichte Sackgasse der Wissenschaft sind, dass dieser oder jener Politiker nur sein eigenes Wohl im Auge hat und sonst nichts im Herzen – wir fühlen all das ganz deutlich. Wir haben nur unter mehr oder weniger großen Schmerzen gelernt, diese klare innere Stimme zu ignorieren, manche schon im zarten Alter von zehn Monaten, manche erst, nachdem sie den Verlockungen der Scheinwelt der Erwachsenen erlegen sind.

Aber in stillen Augenblicken, in Phasen des Besinnens, in Momenten der Erinnerung an unsere Bestimmung und wahre

Natur – da hören wir die Stimme. Etwa wenn sie sagt, dass der Kaiser gar keine Kleider anhat, wenn sie so manchen Bischof oder Präsidenten beschreibt als das, was er wirklich ist, wenn sie mühelos die Spreu vom Weizen trennt und mutig alle Dinge bei ihren wirklichen Namen nennt.

Oder wenn sie uns sagt, dass diese oder jene Übung, diese oder jene Gymnastik unserem Körper zuliebe heute wirklich sinnvoll oder heute reine Zeitverschwendung war. Wir möchten Ihnen mit diesem Buch helfen, keine Zeit mehr zu verschwenden. Eine uralte, zeitlose Form der körperlichen Ertüchtigung kommt Ihnen zu Hilfe – für Fitness, Kräftigung, Gesundung, Lebendigkeit, Lebensfreude. Eine einfache Serie von Übungen, mühelos erlernbar in jedem Alter.

Meine Frau ist vom ersten Augenblick an mit diesem Wissen aufgewachsen; für sie sind Dinge selbstverständlich, die mir »Normalsterblichem« beim ersten Kennenlernen sehr exotisch vorkamen. Genau dadurch aber habe ich ihr eine Kleinigkeit voraus: Ich habe als Erwachsener erleben dürfen, was es bedeutet, vom »normalen« Leben zum richtigen Leben zu wechseln. Ich habe erlebt, welchen Sinn das macht, wie einfach es geht, wenn man damit begonnen hat, und wie tief greifend der Erfolg ist. Ich kam mir dabei vor wie jemand, der erst als Erwachsener schwimmen lernt. Welch ein Gefühl, sich zum ersten Mal aus eigener Kraft über Wasser halten zu können!

Deshalb weiß ich auch aus eigener Erfahrung, dass fast ausnahmslos jeder mit einem großen Gewinn rechnen kann, wenn er sich diesem Wissen anvertraut und die zeitlos gültigen Regeln, Übungen und Methoden ausprobiert. Auch ich möchte mich an dieser Stelle bei meinem Schwager Georg Koller bedanken, dem Mann mit den Zauberhänden. Ohne ihn wäre dieses Buch sehr wahrscheinlich nicht entstanden. Seine große Erfahrung und sein Wissen werden Ihnen in vielen Zeilen begegnen und Sie bereichern.* Bei der kleinen Entdeckungsreise wünsche ich Ihnen jetzt viel Freude!

Thomas Poppe

---

* Gemeinsam mit ihm haben wir eine Mondgymnastik-DVD entwickelt.

Vom richtigen Zeitpunkt

Die treuen Leserinnen und Leser unserer bisherigen Bücher können die nächsten Seiten bis Seite 54 überspringen, ohne viel zu versäumen. Die Fairness gebietet jedoch, dass wir all denjenigen, die zum ersten Mal in diesem Buch vom Einfluss der Mondrhythmen hören, eine Einführung geben, um die Zusammenhänge und Wechselwirkungen zwischen Mondphasen, Mondstand im Tierkreis und vielen Abläufen unseres Alltags verständlich zu machen.

Nach Jahrzehnten des Vergessens ist heute das jahrtausendealte Wissen um die Einflüsse der Mondrhythmen auf dem besten Weg, sich seinen rechtmäßigen Platz in unserem Alltag zurückzuerobern.

Bei Licht besehen ist es ja merkwürdig: Da beherrscht der Mensch eine Fähigkeit – jahrtausendelang, so selbstverständlich, wie die Fische im Wasser leben, und so wertvoll, wirksam und erfolgreich wie nur irgendein Rüstzeug, das der Mensch mitbekam, um sein Überleben zu sichern und seine Existenz zu gestalten. In historischen Zeiträumen gemessen fast über Nacht, im Laufe weniger Jahre gerät plötzlich diese Kunst in Vergessenheit! Als ob die Vögel über Nacht das Fliegen verlernt und sich obendrein entschieden hätten, die Kunst des Fliegens zum Aberglauben zu erklären.

Kein exotisches Wissen aus irgendeinem tibetischen Hochtal ist das, nein, weltweit, von Alaska bis Feuerland, von den Philippinen bis nach Neuseeland, wurde und wird es ausgeübt. Bauern, Gärtner, Heilkundige, Handwerker, Holzhändler – überall lebten sie »nach dem Mond«, so wie die Kids von heute mit dem Fernseher aufwachsen. Nicht im Traum wären diese Menschen auf die Idee gekommen, nicht zuerst nach dem Mondstand zu schauen, bevor sie ernten, heilen, bauen.

Wenn Sie das volle Ausmaß des Verzichts auf dieses Wissen überschauen wollen, dann müssen Sie sich die Situation wie bei einem jungen Menschen vorstellen, der, obwohl kerngesund und ohne jede Behinderung, tagein, tagaus an Krücken geht. Er humpelt so lange umher, bis die Muskeln seiner Beine dermaßen schwach geworden sind, dass er sich nur allzu gerne einen Rollstuhl verkaufen lässt, weil es »bequemer« ist.

Und warum tut er das? Weil ein Krückenhersteller eine schlaue Werbeagentur gefunden hat, die dem jungen Mann erfolgreich dieses törichte Verhalten eingeredet hat. Sie würden es nicht glauben, wie viele Krückenhersteller es heute gibt, die wiederum ganz eng mit Rollstuhlproduzenten zusammenarbeiten …

Ebenso gedankenlos würde unseren Vorfahren und manchen wissenden Zeitgenossen das Verhalten heutiger Menschen erscheinen, die zu willkürlich gewählten Zeitpunkten die Felder bearbeiten und ernten, die Wäsche waschen, die Zähne behandeln lassen – und natürlich Sport und Gymnastik betreiben.

Es waren die genaue Beobachtung der Natur, der Tier- und Pflanzenwelt und das Leben in Harmonie mit ihr, die unsere Vorfahren zu Meistern des richtigen Zeitpunkts gemacht haben. Wenn das Überleben ganzer Völker von guten Ernten abhängt und gleichzeitig die Gifte und künstlichen Dünger der modernen Industrie nicht zur Verfügung stehen, dann bleibt den Landwirten aller früheren Jahrhunderte nichts anderes übrig, als ihrer Kunst auch die Kunst der Wahl des richtigen Zeitpunkts hinzuzufügen und besonders den Mondlauf zu beobachten.

Direkte persönliche Erfahrung hatte unsere Vorfahren zur Erkenntnis geführt,

- dass zahllose alltägliche und weniger alltägliche Handlungen von Naturrhythmen beeinflusst werden – vom Holzschlagen über Kochen, Essen, Brotbacken, Milchverarbeitung, Haareschneiden, Gartenarbeit, Düngen, Waschen bis zur Anwendung von Heilmitteln, Operationen und vieles mehr;
- dass Pflanzen und ihre Teile von Tag zu Tag unterschiedlichen Kräften ausgesetzt sind, deren Kenntnis ausschlaggebend für erfolgreichen Anbau, Pflege und Ernte der Früchte ist; dass Kräuter, zu bestimmten Zeiten gesammelt, ungleich wirksamer sind als welche, die zu anderen Zeiten geerntet werden. Und dass Nahrungsmittel aus diesen Pflanzen zu unterschiedlichen Zeiten vom Körper unterschiedlich vertragen werden;
- dass Operationen und Medikamentengaben, an bestimmten Tagen durchgeführt, hilfreich sind, an anderen Tagen

nutzlos oder gar schädlich – oft unabhängig von Dosis und Qualität der Medikamente und aller Kunst des Arztes;
- dass zahlreiche weitere Geschehnisse in der Natur – Ebbe und Flut, Geburten, das Wetter, der Zyklus der Frauen und vieles mehr – in Beziehung zur Mondwanderung stehen.

Zusammengefasst: Unsere Vorfahren lebten nach der Erkenntnis, dass der Erfolg einer Absicht nicht nur vom Vorhandensein der nötigen Fähigkeiten und Hilfsmittel abhängt, sondern auch entscheidend vom Zeitpunkt des Handelns. Und dass dieser günstige Zeitpunkt weitgehend mit der Mondphase und dem Stand des Mondes im Tierkreis in Zusammenhang steht. Diese Erkenntnis war – wie wir heute aus zahlreichen Zuschriften und Kalendern aus allen Teilen der Welt wissen – überall verbreitet und lebendig.

Viele Kalender der Vergangenheit richteten sich nach dem Lauf des Mondes, weil die vom Mondstand im Tierkreis angezeigten und angekündigten Kräfte von weit größerer Bedeutung für den Alltag der Menschen waren als die des Sonnenstandes. Heute noch werden alle unsere »beweglichen« Feiertage nach dem Stand des Mondes berechnet: Ostern wird beispielsweise stets am ersten Sonntag gefeiert, der dem ersten Vollmond nach Frühlingsanfang folgt.

Wie konnte es also geschehen, dass zu Anfang des 20. Jahrhunderts dieses unschätzbar wertvolle Wissen fast über Nacht in Vergessenheit geriet? Noch bis vor dem Ersten Weltkrieg gab nämlich fast jeder Kalender auch Mondphasen und Mondstand im Tierkreis an.

Sicherlich ist einer der Hauptgründe in der Tatsache zu suchen, dass man dieses Wissen nicht in Bargeld verwandeln kann. Im Gegenteil: Wir würden viel gesünder leben, Produkte würden erheblich haltbarer und kämen ganz ohne Gifte zur Konservierung, Imprägnierung und dergleichen aus.

Viele Wirtschaftszweige, die jetzt noch gut von der Missachtung der Natur leben, müssten den Gürtel enger schnallen oder sich endlich auf die Herstellung menschen- und umweltfreundlicher Waren konzentrieren. Nach dem Zweiten Weltkrieg hatte sich nämlich die große Maschinerie der Technik und Industrie darauf verlegt, statt Kriegsmaterial die »schnelleren« Lösungen für alle Probleme des Alltags zu produzieren – anstelle von Sprengstoff Kunstdünger.

Die Jugend in Aufbruchstimmung lachte über Eltern und Großeltern, sprach von »Mond-Aberglauben« und begann, sich fast völlig auf eine im Wesenskern unmenschliche Wissenschaft und Forschung zu verlassen – in erster Linie, weil sie den Fortschrittsparolen vertraute und natürlich der Aussicht auf einen schnellen materiellen Aufschwung.

Es kam zum übertriebenen Einsatz von Maschinen und Instrumenten, von Dünger und Pestiziden, von Umweltgiften und Kunststoffen. Die Atomkraft schien der Weisheit letzter Schluss, die Endlösung des »Energieproblems« zu sein. Dass es nie ein Energieproblem gegeben hat, davon redet auch heute noch niemand.

Die Jugend wurde dazu verführt, das Wissen ihrer Eltern vom rechten Zeitpunkt zu ignorieren, und die steigenden Erträge, die medizinischen Erfolge schienen ihr lange Zeit recht zu geben. So entfernte sie sich immer mehr von den Kreisläufen der Natur und begann, die Zerstörung unserer Umwelt als »notwendiges Übel« in Kauf zu nehmen, immer unterstützt durch eine Industrie, die nur am Umsatz interessiert ist, nicht jedoch an Mensch und Natur.

Besonders die rasante Entwicklung in der Chemie und Pharmazeutik verführte Schulmedizin und Patienten zum irrigen Glauben, ungestraft die Ganzheit des Lebens missachten zu können. Sie haben eine Erkältung? Nehmen Sie Penizillin. Sie leiden unter Verstopfung? Nehmen Sie dieses Superabführmittel. Schnelle Schmerz- und Symptombeseitigung galt schon als »Therapieerfolg«; Ursachenforschung und Vorbeugung, Geduld und Bereitschaft zu einer langfristigen Zusammenarbeit mit dem Patienten traten in den Hintergrund. Echte Heilkundige wurden und werden ins Abseits getrieben.

Heute kann kaum noch jemand die Augen verschließen vor dem hohen Preis, den wir für die Missachtung der Rhythmen und Naturgesetze bezahlen müssen – die Zivilisationskrankheiten breiten sich aus, Allergien gehören schon fast zum guten Ton.

Die Erträge in der Landwirtschaft sinken, Schädlinge haben leichtes Spiel, weil der Boden ausgebeutet wird, ohne sich schützen und regenerieren zu können; der Einsatz von Pestiziden hat sich binnen Kurzem vervielfacht, ohne nennenswerten Erfolg; Qualität und Gesundheitswert der Erntefrüchte gehen gegen null; lebensnotwendige Mineralstoffe wurden dem Boden entzogen, die Trinkwasserqualität sinkt.

Aber es gab dennoch auch einen guten Grund, warum das Wissen verloren gegangen ist und erst seit wenigen Jahren wiederbelebt wird: *Es war nirgends aufgezeichnet!* So selbstverständlich war der Umgang mit dem richtigen Zeitpunkt, dass die Zusammenhänge nirgends vollständig zusammengefasst sind. Nur in Bruchstücken, als belächelte »Bauernregeln« und unter Eingeweihten hatte das Wissen überlebt. Also konnten sich auch jene Menschen, die guten Willens gewesen wären und viel lieber mithilfe des Mondes gelebt und gearbeitet hätten, nicht darauf zurückgreifen.

Genau diese Menschen sind es, die mit Freude die Wiederbelebung des Mondwissens begrüßt haben und sich heute nicht mehr vorstellen können, jemals darauf zu verzichten.

Am Schluss des Buches finden Sie aus gutem Grund keine Literaturliste. Alle von uns vorgestellten Regeln und Naturgesetze wurzeln ausschließlich in persönlicher Erfahrung und eigenem Erleben, teilweise vom ersten Lebenstag an. Nichts stammt nur vom Hörensagen, nichts beruht auf Vermutungen oder Überzeugungen. Nichts stammt aus zweiter Hand oder ist »wissenschaftlich erforscht und auf dem neuesten Stand« (und damit morgen schon überholt). Sie können sich auf die Informationen verlassen.

Es gibt natürlich noch viele weitere Rhythmen und Einflussfaktoren in der Natur, etwa im Zusammenhang mit dem Biorhythmus, mit der Aktivität der Sonnenflecken, mit Weltraum- und Erdstrahlungen und dergleichen. Einen großen Teil davon haben wir in unseren bisherigen Büchern vorgestellt. Zusammengefasst lernen Sie bei uns fünf verschiedene »Zustände« des Mondes kennen:

- **Neumond**
- **zunehmender Mond**
- **Vollmond**
- **abnehmender Mond**
- **jeweiliger Stand des Mondes in einem Tierkreiszeichen**

Lassen Sie uns kurz die wesentlichen Impulse vorstellen, die zu diesen Zeiten auf der Erde spürbar sind:

Neumond: Bei seinem Umlauf um die Erde wendet der kleine Mond der Erde stets nur eine Seite zu, jene Seite, welche wir in ihrer ganzen Pracht bei Vollmond zu sehen bekommen. Steht nun der Mond – von uns aus gesehen – zwischen Erde und Sonne, so liegt die uns zugewandte Seite völlig im Dunkeln. Der Mond geht dann gemeinsam mit der Sonne auf und unter. Für Stunden ist er dann nicht zu erkennen, und auf der Erde herrscht Neumond. In Kalendern ist der Mond bei Neumond meist als schwarze oder dunkelblaue Scheibe eingezeichnet.

Eine besondere Kraft macht sich bei Mensch, Tier und Pflanze in den Stunden und Tagen vor Neumond bemerkbar: Wer jetzt beispielsweise Obsttage einlegt oder fastet, beugt vielen Krankheiten vor, weil die Entgiftungsbereitschaft des Körpers am höchsten ist. Will man schlechte Gewohnheiten über Bord werfen oder eine Unternehmung neu beginnen, dann ist dieser Tag als Startpunkt geeigneter als fast jeder andere Tag. Die Erde beginnt einzuatmen. Für alles, was dem Reinigen und Ausschwemmen dienen soll, ein idealer Tag.

Zunehmender Mond: Schon wenige Stunden nach Neumond wandert der Erdschatten weiter, und der Mond kommt zum Vorschein, als feine Sichel anfangs, auf der Mondoberfläche von links nach rechts wandernd. Der zunehmende Mond mit seinen spezifischen Einflüssen macht sich auf den Weg.

Alles, was dem Körper zugeführt werden soll, was ihn aufbaut und stärkt, wirkt zwei Wochen lang doppelt gut. Das »tägliche Brot« verwandelt sich in dieser Zeit leichter in Übergewicht als bei abnehmendem Mond. Je mehr der Mond zunimmt, desto ungünstiger kann die Heilung von Verletzungen und Operationen verlaufen. Auch die Wäsche wird bei gleicher Waschmittelmenge nicht mehr so sauber wie bei abnehmendem Mond.

Vollmond: Schließlich hat der Mond eine Hälfte seiner Reise um die Erde vollendet, er steht als leuchtendes Gestirn am Nachthimmel. Von der Sonne aus gesehen befindet sich der Mond jetzt »hinter« der Erde. In Kalendern ist der Vollmond als weiße oder gelbe Scheibe symbolisiert.

Auch in den wenigen Stunden vor Vollmond macht sich auf der Erde bei Mensch, Tier und Pflanze eine deutlich spürbare Kraft bemerkbar, wobei der Richtungswechsel der Mondimpulse von zunehmend zu abnehmend stärker empfunden wird als der Kraftwechsel bei Neumond. An diesem Tag gesammelte Heilkräuter entfalten größere Kräfte, ein idealer Fasttag herrscht, weil der Körper viel stärker Fett ansetzt als sonst, Wunden bluten stärker als zu anderen Zeiten. Und ebenso wie bei Neumond kommt es bei Vollmond leichter zu einem Wetterwechsel.

Abnehmender Mond: Langsam wandert der Mond weiter, seine Schattenseite »beult« ihn scheinbar – von rechts nach links – aus, die etwa 13-tägige Phase des abnehmenden Mondes beginnt.

Unsere Vorfahren machten sich die besonderen Einflüsse während dieser Zeit zunutze: Operationen gelingen besser als sonst, fast alle Hausarbeiten gehen leichter von der Hand, selbst wer jetzt etwas mehr isst als sonst, nimmt nicht so schnell zu, wer fastet, hat schnelleren und größeren Erfolg auf Dauer. Viele Arbeiten in Garten und Natur sind jetzt begünstigt.

Mondstand im Tierkreis: Wenn die Erde um die Sonne wandert, hält sich die Sonne von unserem Planeten aus gesehen im Laufe eines Jahres jeweils etwa einen Monat lang in einem Zwölftel des Tierkreises auf – von Widder bis Fische. Die gleichen Tierkreiszeichen durchquert auch der Mond bei seinem etwa 28-tägigen Umlauf um die Erde, wobei er sich jedoch in jedem Zeichen nur etwa zweieinhalb Tage lang aufhält.

Jeder der zwölf Mondstände im Tierkreis bringt auf der Erde zwölf besondere Kräfte zum Tragen, die sich im Verhalten von Mensch, Tier und Pflanze zeigen – und die auf alles Leben Einfluss haben. Besonders deutlich erkennbar sind die Wirkungen auf Körper und Gesundheit und in Garten und Landwirtschaft.

Die Tabelle auf Seite 41 ist ein grundlegendes Handwerkszeug. Sie gibt einen Überblick über die unterschiedlichen Wirkungsimpulse der einzelnen Tierkreiszeichen – auf Körperzonen, Pflanzenteile, Nahrungsqualität usw. – und zeigt Ihnen die gebräuchlichsten Symbole für die Tierkreiszeichen, um das Auffinden und Identifizieren der Zeichen in den Mondkalendern zu erleichtern.

Wie aus dieser Tabelle ersichtlich wird, übt der jeweilige Mondstand im Tierkreis bei uns Menschen spezifische Einflüsse auf Körper- und Organbereiche aus. Üblicherweise spricht man davon, dass jede Körperzone von einem bestimmten Tierkreiszeichen »regiert« wird. Unsere heilkundigen Vorfahren entdeckten in diesem Zusammenhang folgendes Prinzip:

Alles, was man für das Wohlergehen jener Körperregion tut, die von dem Zeichen regiert wird, das der Mond gerade durchschreitet, ist wirksamer als an anderen Tagen (mit Ausnahme chirurgischer Eingriffe). Beispiel: Eine Massage der Schulterregion, wenn der Mond im Zeichen Zwillinge steht.

Alles, was die Körperregion, die von dem Zeichen regiert wird, das der Mond gerade durchschreitet, besonders belastet oder strapaziert, wirkt schädlicher als an anderen Tagen. Beispiel: Eine strapaziöse Bergtour in schlechtem Trainingszustand, wenn der Mond im Zeichen Löwe steht, das auf Herz und Kreislauf wirkt.

Chirurgische Eingriffe in der jeweiligen Körperregion sollte man an diesen Tagen möglichst vermeiden. Notoperationen gehorchen einem höheren Gesetz.

Grundlegende Wirkungsimpulse des Mondstandes im Tierkreis

Tierkreiszeichen	Symbol	Körperzone	Organsystem	Pflanzenteil	Element	Nahrungsqualität	Tagesqualität
Widder		Kehlkopf, Augen, Nase	Sinnesorgane	Frucht	Feuer	Eiweiß/Frucht	Wärmetag
Stier		Kehlkopf, Sprachorgane, Zähne, Kiefer, Hals, Mandeln, Ohren	Blutkreislauf	Wurzel	Erde	Salz	Kältetag
Zwillinge		Schulter, Arme, Hände, Lunge	Drüsensystem	Blüte	Luft	Fett	Luft-/Lichttag
Krebs		Brust, Lunge, Magen, Leber, Galle	Nervensystem	Blatt	Wasser	Kohlenhydrate	Wassertag
Löwe		Herz, Rücken, Zwerchfell, Blutkreislauf, Schlagader	Sinnesorgane	Frucht	Feuer	Eiweiß/Frucht	Wärmetag
Jungfrau		Verdauungsorgane, Nerven, Milz, Bauchspeicheldrüse	Blutkreislauf	Wurzel	Erde	Salz	Kältetag
Waage		Hüften, Nieren, Blase	Drüsensystem	Blüte	Luft	Fett	Luft-/Lichttag
Skorpion		Geschlechtsorgane, Harnleiter	Nervensystem	Blatt	Wasser	Kohlenhydrate	Wassertag
Schütze		Oberschenkel	Sinnesorgane	Frucht	Feuer	Eiweiß/Frucht	Wärmetag
Steinbock		Knie, Knochen, Gelenke, Haut	Blutkreislauf	Wurzel	Erde	Salz	Kältetag
Wassermann		Unterschenkel	Drüsensystem	Blüte	Luft	Fett	Luft-/Lichttag
Fische		Füße, Zehen	Nervensystem	Blatt	Wasser	Kohlenhydrate	Wassertag

> *Nimmt der Mond gerade zu, wenn er das jeweilige Zeichen durchläuft, so sind alle Maßnahmen zur Zuführung aufbauender Stoffe für das von ihm regierte Organ erfolgreicher als bei abnehmendem Mond. Nimmt er gerade ab, sind alle Maßnahmen zum Entgiften und Entlasten des jeweiligen Organs erfolgreicher als bei zunehmendem Mond.*

Chirurgische Eingriffe sind nur scheinbar eine Ausnahme von dieser Regel. Sie dienen zwar letztlich dem Wohlergehen des jeweiligen Organs oder des ganzen Körpers, wirken sich aber im Augenblick der Operation und in der ersten Zeit danach belastend für das Organ aus. Eine der wichtigsten Regeln ist, *chirurgische Eingriffe, wenn möglich, bei abnehmendem Mond vornehmen zu lassen.*

Bis vor Kurzem noch fand dieses Wissen kaum Anwendung, obwohl die Chirurgie tagtäglich mit der Erfahrung seiner Gültigkeit konfrontiert wurde. Kurz vor Vollmond wurden einfach mehr Blutkonserven bereitgestellt, auch wenn man mit der Operation mühelos noch einige Tage hätte warten können. Seit Erscheinen unserer Bücher hat sich jedoch viel zum Positiven verändert, und heute haben sogar etliche Krankenhäuser ihren Betrieb den Mondphasen angepasst.

Die Tabelle gibt viele Bereiche der Mondeinflüsse wieder, vom jeweiligen Organsystem bis zur Tagesqualität. In diesem Buch aber befassen wir uns vor allem mit der Wechselwirkung zwischen Mondstand im Tierkreis und den *Körperzonen*. Alle anderen Lebensbereiche, in denen das Wissen um die Mond-

und weitere Naturrhythmen von Wert ist – von der Heilkunde über Gartenbau, Land- und Forstwirtschaft bis zum Führen eines »mondgerechten« Haushalts –, finden Sie ausführlich in unseren bisherigen Büchern behandelt.

Wie kann es nun sein, dass ein bestimmter richtiger Zeitpunkt für ein Tun – etwa für eine Operation oder eine Zahnsteinentfernung – eine oftmals durchschlagend positive Wirkung erzielt, wenn schon einen Tag später ein negativer Einfluss herrscht, der die gleiche Handlung langfristig zum Misserfolg verurteilt? Kann denn diese negative Energie nicht die positive aufheben? Wenn man beispielsweise eine Gesichtsoperation kurz vor Neumond durchführt, ist der Erfolg viel größer als nur wenige Tage später bei zunehmendem Mond.

In der Antwort auf diese Frage verbirgt sich ein Grundprinzip der »Kunst des richtigen Zeitpunkts«: *Der Augenblick der Berührung ist der entscheidende Faktor.*

Berühren ist gleichbedeutend mit »in Kontakt treten, anfassen, konzentrieren, nachdenken, zugreifen«. Berühre ich einen Gegenstand oder ein Lebewesen zu einem bestimmten Zeitpunkt, sei es mit Händen, Werkzeugen oder gedanklich mittels meines inneren und äußeren Willens, so übertrage ich in diesem Augenblick Kraft und feine Energien. In jeder Sekunde meines Lebens. Die Richtung meines Handelns, das letztliche Ziel, das ich mit Händen oder Gedanken verfolge – ob positiv oder negativ –, wird immer in irgendeiner Weise für jedermann sichtbar werden, heute, morgen oder in zehn Jahren. Die Kräfte, die durch den Zeitpunkt – die Mondphasen und den Mondstand im Tierkreis – gekennzeichnet sind, werden durch die menschliche Absicht wie in einem Brennglas gebündelt und verstärkt.

»Berührt« beispielsweise ein Arzt bei einer Operation den Patienten mit dem Skalpell, so fließen in Wirkung und Erfolg des Handelns immer zusätzliche feine Energien mit ein – neben seinen Gedanken, seiner geistigen Einstellung, seiner Liebe zur Arbeit und zum Patienten und vielen anderen Kräften auch die Kräfte, die vom momentanen Mondstand ausgehen.

Berühren geschieht, wenn ein guter Masseur seine Kunden durchknetet, wenn eine Katze schnurrend um Ihr Bein streicht und dabei negative Strahlungen aufnimmt, wenn Sie beim Kochen liebevoll an diejenigen denken, die später das Essen verzehren, wenn eine Sternschnuppe Sie an Ihren Herzenswunsch erinnert…

Entscheidend ist, dass bei jeder Berührung früher oder später immer die *innere* Absicht der Berührung zutage tritt, niemals das äußere, angebliche oder vorgetäuschte Ziel. Wenn ich äußerlich jemandem ein Geschenk mache, innerlich aber einen Tauschhandel vorhabe, mit der Dankbarkeit des Empfängers als Handelsware, dann wird sich später der Keil manifestieren, den ich mit meiner Berechnung in die Beziehung zum Gegenüber getrieben habe. Wer aus Liebe berührt, erzeugt immer Liebe. Wenn man aus Berechnung berührt, kommt ein Tauschhandel zustande (oder auch nicht).

Zahllose unerklärliche und widersprüchliche Erfahrungen im Alltag, in der Heilkunde, in Garten und Natur und sogar im

Haushalt finden in dieser Tatsache und mit ihr auch in den vom Mondstand angezeigten rhythmischen Einflüssen eine einleuchtende Erklärung – etwa die Tatsache, dass bei Hüftoperationen eine Seite oftmals viel besser gelingt als die andere.

Der Mondkalender – das einzige Werkzeug

Das Wissen um die Natur- und Mondrhythmen erfordert zu seiner Anwendung als einziges »technisches« Hilfsmittel einen Mondkalender – einen Kalender, der die Mondphasen und den Stand des Mondes im Tierkreis angibt. Unsere Mondkalender sind nach dem Mondstand im Tierkreis berechnet. Alle guten Erfahrungen aus jedem Lebensbereich, die wir in unseren Büchern vermitteln – von der gesunden Ernährung und der weisen Körperpflege über Heil- und Kräuterkunde und bis hin zu biologischem Bauen, Gartenbau, Land- und Forstwirtschaft –, beruhen auf diesem Mondkalender. Er wird seit Jahrtausenden ohne jede Veränderung verwendet. Wie wir heute wissen, ist er überall auf der Welt gültig, was den *Stand des Mondes im Tierkreis* betrifft. Wenn der Mondkalender das Tierkreiszeichen Fische angibt, dann wird die »Fische«-Energie auch spürbar – in Alaska und Australien, in Zaire und Zypern.

Nur die *Mondphasen* (Voll- und Neumond, zu- und abnehmender Mond) unterliegen der Zeitverschiebung, wobei die Zeitangaben in unseren Kalendern sich auf den mitteleuropäischen Raum beziehen. Anderswo sollte man die Zeitverschiebung berücksichtigen.

Vielfach erhielten wir Anfragen, weil manche regionale Mondkalender kleinere Unterschiede zu unserem Kalender aufwiesen. Machen Sie sich auch deshalb keine Sorgen: Diese Differenzen beruhen meistens auf der Tatsache, dass einige Mondkalender von Astrologen oder Astronomen nach den Prinzipien ihres Berufsstandes berechnet wurden, ohne Rücksicht auf die Mondrhythmen, die ihnen zumeist unbekannt sind. Sollten Sie im Zweifel über die Gültigkeit eines Kalenders sein, so experimentieren Sie einfach so lange mit beiden Kalendern, bis Sie Gewissheit haben.

Letztlich sind kleinere Kalenderunterschiede aus einem einfachen Grund ohne große Bedeutung: Der Übergang der Wirkkräfte erfolgt nämlich allmählich, niemals von einer Minute zur anderen! Die Einflüsse, die der Mondstand im Tierkreis anzeigt, überlappen und vermischen sich, insbesondere wenn im Kalender ein Zeichen drei Tage hintereinander angegeben ist. Dann ist meist am ersten oder am dritten Tag die Kraft des benachbarten Zeichens noch oder bereits stark zu spüren.

Schon vor Tausenden von Jahren war es möglich, Mondstände auf die Minute genau zu ermitteln. Alle früheren Kalender gaben jedoch den Mondstand im Tierkreis nur für *ganze* Tage an. Warum? Weil es in der Gesamtheit des Wissens um den Einfluss von Mond- und Naturrhythmen kaum eine Regel gibt, die von einer solchen Genauigkeit profitieren würde. Im Gegenteil: Sie wirkt eher abschreckend auf die meisten Leser. Und das wäre nun wirklich katastrophal. Das Wissen ist viel zu wertvoll, als dass es komplizierter gemacht werden sollte, als es ist. Der Umweltschutz und die Heilkunde der Zukunft sind ohne dieses Wissen völlig undenkbar. Warum sollte Gott uns zwingen, Haare erfolgreich nur bis 10.47 Uhr vormittags schneiden zu lassen, weil er sie uns ab 10.49 Uhr gewiss ausfallen lässt? Solche Übergenauigkeit verdirbt einem ja den Spaß. Wenn das Handeln zum richtigen Zeitpunkt keine Freude macht und keinen echten Gewinn bringt, dann schadet es mehr, als es nutzt.

Die Natur ist obendrein so eingerichtet, dass für jeden verpassten oder vom Wetter verdorbenen Termin genügend Alternativen zur Verfügung stehen, mit denen fast ebenso gute Ergebnisse erzielt werden können. Wenn es etwa um eine Operation geht, deren Termin vom Patienten bestimmt werden kann, dann sollte er einfach auf den abnehmenden Mond achten und dem Tierkreiszeichen, das die betroffene Körperzone regiert, weit aus dem Weg gehen. Dabei fallen Kalenderunterschiede nicht mehr ins Gewicht.

Ohnehin müssen Menschen, die mit dem Mondkalender aufgewachsen sind und in ihrem Tun den richtigen Zeitpunkt beachten, oftmals gar nicht mehr den Kalender zurate ziehen, weil die Natur anhand zahlreicher Signale deutlich den Wechsel von einem Zeichen zum anderen anzeigt, wenn man einmal darauf zu achten beginnt: das »stechende« Licht an Lufttagen (Zwillinge, Waage, Wassermann), die Kreislauftätigkeit und schnelle Hautaustrocknung bei Löwe, das unterschiedliche Beschlagen von Fenstern an Wasser- oder Lufttagen, der leichte Kopfschmerz, wenn sich Widder ankündigt, die Verdaulichkeit einer fettreichen Mahlzeit an Zwillinge, Waage und Wassermann und vieles mehr. Intuitiv Begabte oder Menschen mit »grünem Daumen« richten sich oftmals unbewusst nach diesen vielen Hinweisen, die uns täglich den sinnvollsten Weg zeigen.

Die Natur lässt sich nicht in ein starres System zwingen und nach handlichen Rezepten »regieren«, auch wenn unsere Bequemlichkeit immer wieder danach verlangt. Wir finden, dass dies eine ihrer allerschönsten und Leben spendenden Eigenschaften ist. Der Mondkalender ist ein wertvolles Hilfsmittel – nicht weniger, aber auch nicht mehr. Er soll Ihre persönliche Wahrnehmung und Erfahrung nicht ersetzen. Im Gegenteil: Er kann als Schlüssel zur Erweiterung Ihrer Wahrnehmung dienen. Aus dieser Erfahrung erwächst eine Kraft, die für Sie in allen Lebensbereichen von Nutzen sein kann.

Letztlich kommt es auf Ihren gesunden Menschenverstand an: Nehmen Sie die Informationen in unseren Büchern in erster Linie als Anregung für die Reise ins Reich der Natur- und Mondrhythmen. Sammeln Sie dabei Ihre eigenen Erfahrungen, experimentieren Sie, probieren Sie. Die Kräfte der Mondrhythmen sind seit Jahrtausenden ein bewährtes Mittel, das heute wieder all denen zur Verfügung steht, die es annehmen wollen. Zahllose Menschen in zahlreichen Berufsgruppen nutzten noch bis vor Kurzem das Wissen als unentbehrliches Element ihrer Arbeit – von den Heilkundigen über die Landwirte, Tischler und Architekten bis zu den Waldbauern. Heute erinnern sich viele Menschen wieder dieses unschätzbar wertvollen Erbes unserer Vorfahren – auch wenn mancher Wissenschaftler noch Schwierigkeiten hat zu akzeptieren, dass auch ohne seinen Segen etwas so schlicht, rasch und erfolgreich funktioniert. Die Wissenschaft löst die selbst geschaffenen komplizierten Probleme lieber mit diffizilen und teuren Methoden, statt zurückzugreifen auf das, was sich schon immer vor aller Augen sichtbar als simple Lösung anbietet. Ein einfacher Mensch, der sich von solcher Wissenschaft nicht beeindrucken oder einschüchtern lässt und friedlich seiner Wege geht, wird als »primitiv« bezeichnet. Sie und wir, wir wissen, wer hier der wahre »Primitive« ist, der das Leben erst noch kennenlernen muss.

Das Mikroskop ist kein Instrument, um Schönheit und Wert von Blumen und Kräutern zu erfassen. Dazu sind nur Erfahrung, Herz und Gespür in der Lage. Damit Sie in diesen drei Dingen wachsen, dafür arbeiten wir.

Teil II

FERTIG?

Wir brauchen nicht so fortzuleben,
wie wir gestern gelebt haben.
Macht euch von dieser Anschauung los,
und tausend Möglichkeiten laden uns zu neuem Leben ein.
CHRISTIAN MORGENSTERN

Sie wollen joggen gehen? Folglich brauchen Sie ein Paar gute Schuhe. Sie wollen die Mondgymnastik erlernen? Folglich brauchen Sie einige grundlegende Informationen. Doch keine Angst – es kostet Sie weniger als ein Paar gute Schuhe …

Bevor wir also mit der Beschreibung der Mondgymnastik zum richtigen Zeitpunkt so richtig loslegen, möchten wir Sie gut vorbereiten. Die Übungen haben nämlich, wie Sie vielleicht schon vermuten, über die reine »körperliche Ertüchtigung« hinaus noch weitere besondere Aufgaben, die sie unfehlbar erfüllen werden.

Natürlich spricht nichts dagegen, jetzt gleich die Seite 92 aufzuschlagen, wenn Sie sofort mit den Übungen beginnen wollen. Wir haben dafür volles Verständnis. Aber in den nächsten Tagen beziehungsweise nach mehreren Tagen Mondgymnastik sollten Sie nicht versäumen, zu diesen Seiten zurückzukehren.

Das Tor zum Körper

Stellen Sie sich vor (oder erinnern Sie sich, wenn Sie es schon hinter sich haben), Sie würden eine oder zwei Wochen lang fasten, nicht rauchen, sich nur biologisch und fleischlos ernähren. Wie, glauben Sie, würde nach dieser Zeitspanne ein Kantinenessen, eine Zigarette, ein Lutscher schmecken?

Angenommen, Sie leben in der Stadt und verbringen einige Wochen in klarer, sauberer Luft in den Bergen oder am Meer, und Sie kehren dann zurück in die Stadt. Wie riecht die Stadtluft?

Bereiten Sie sich darauf vor, dass etwas Ähnliches in Ihrem Körper geschehen wird. Die Mondgymnastik ist wie eine Reise aus der Stadt ans Meer, eine Umstellung auf gutes Essen. So wie Ihre Sinne danach wiederbelebt würden und alles mit »neuen Augen« sehen, so wie Ihre Sinne plötzlich wahrnehmen und unterscheiden können und aufwachen – so erwachen Ihre inneren Organe, Gelenke, Körperregionen und Funktionskreise zu neuem Leben.

Das ist wunderbar und absolut erwünscht. Aber die Übungen zeigen Ihnen auch anfangs, wo's fehlt!

Eine kleine Parabel vom Automobil (Folge 1)
Jeder Autofahrer weiß, was geschieht, wenn ein Fahrzeug, das zehn Jahre alt ist und bisher nie schneller als 80 Stundenkilometer fuhr, weil es der Oma gehörte, plötzlich den Gasfuß zu spüren bekommt und erstmals mit mehr als 140 Sachen dahindonnert.
Der Automobilist wird unmissverständlich zu hören und zu spüren bekommen, was er tun muss, um das Fahrzeug wieder in Schuss zu bringen.
(Fortsetzung folgt)

Wenn Sie aktiv daran interessiert sind, wie im Körper alles funktioniert und welche Kreisläufe am Werk sind, dann haben Sie sicher schon längst festgestellt, dass jede Symptombekämpfung sinnlos ist. Daher ist die Mondgymnastik genau das Richtige für Sie.

Langsam werden Sie mit ihrer Hilfe die Dinge in Ordnung bringen können, das Gleichgewicht wiedererlangen, durchlässig werden für neue Kräfte. Neues Leben dringt in verstaubte Ecken und Winkel Ihres Organismus ein und weckt längst erloschen geglaubte Gefühle. Vertrauen Sie diesen Vorgängen.

Bei der Besprechung der »Fingerarbeit« werden wir Ihnen zudem später erklären (ab Seite 171), was Sie mit der Mondgymnastik gerade »anrichten«, welche Energieflüsse und Zusammenhänge angeregt und wach gerüttelt werden – nicht unsanft und brutal, sondern in genau dem Tempo, das Sie für sich gut finden.

Es ist nicht unsere Absicht, in diesem Buch alle Kreisläufe und Funktionen bis in die letzte Einzelheit zu beleuchten. Aber durch die Gymnastik werden Sie sie zwangsläufig genauer kennen und vor allem fühlen lernen. (Oder hätten Sie gewusst, dass die Widder-Gymnastik im Kopfbereich in direkter Wechselwirkung mit Lunge und Magen steht?)

Häufig funktionieren viele Zusammenspiele im Körper nicht, und keiner ahnt die Ursache. Und allzu oft gehen Menschen jahrelang zum Arzt, geben zusätzlich viel Geld aus für Heilpraktiker und Alternativmedizin, ohne dass ihnen wirksame Hilfe zuteilwird! Bei akuten Verletzungen ist das etwas anderes. Da kann meist schnell und wirksam geholfen werden.

Aber bei den sogenannten »Kleinigkeiten«, wiederholten Wehwehchen – ein Sodbrennen hier und da, ein Gelenkschmerz an der Fußsohle hin und wieder –, denkt niemand an gravierende Folgeschäden, weil der Ursprung nur sehr schwer auszumachen ist. Speziell die Schulmedizin hat da ihre großen Probleme, weil junge Ärzte kaum etwas über Zusammenhänge und Wechselwirkungen erfahren. Im Gegenteil: Sie richten das Augenmerk auf die spätere Spezialisierung zum Facharzt, die den Blick auf das Ganze oftmals endgültig verwehrt.

Die Kleinigkeiten aber sind es, die sich allmählich zu einem unüberschaubaren Berg türmen – und dann ist alles andere schuld: das Alter, die Hormone, die »Abnutzung« … Kaum einer denkt dann noch daran, dass der Körper sich regenerieren kann – in höchstem und wunderbarem Maße. Dieser Gedanke wird erstickt, und die wenigen Gegenbeispiele werden als große Ausnahmen präsentiert. Leider ist Symptombekämpfung derzeit in Mode und lässt die Kassen klingeln. Gesunde Menschen bringen der Pharmazie und den Ärzten kein Geld, kranke Menschen bringen dem Finanzminister und der Wirtschaft kein Geld. Also ist halb gesund, halb krank das Beste für die Volkswirtschaft, nicht wahr?

Das größte Interesse an Ihrer vollen Gesundheit, wer kann es dann haben?

Nur Sie selbst!

Zurück deshalb zum Kennenlernen von Zusammenhängen, einer Grundbedingung für die Erfüllung Ihres Wunsches nach Gesundheit *aus eigener Kraft*. Gezielte Gymnastik zum richtigen Zeitpunkt lässt den ganzen Körper durchbluten, energetisieren und dadurch gesunden.

Gymnastik zu willkürlichen Zeiten und in beliebiger Form trägt selbstverständlich zur allgemeinen Fitness bei, unterstützt aber nicht gezielte Körperfunktionen – und deshalb hört man fast zwangsläufig früher oder später wieder damit auf. Wir fühlen insgeheim und unbewusst, dass es eine »vergebliche Liebesmüh« ist.

Kräftigen und harmonisieren Sie dagegen gezielt an Schütze-Tagen die Oberschenkel, verwandeln diese wenigen Minuten das Wort »Orangenhaut« für Sie in ein Fremdwort (vorausgesetzt Sie ernähren sich gesund und ohne viel tierisches Eiweiß). Oder eine gezielte Mondgymnastik an Jungfrau-Tagen, und schon haben Sie Magen und Verdauungsorgane gestärkt und bald in Harmonie gebracht. Das kann bereits nach wenigen Wochen geschehen, manchmal sogar nach einigen Tagen.

Später im Buch werden Sie auch noch erfahren, dass die gleiche Jungfrau-Gymnastik einen weiteren kleinen Energiekreislauf in Gang setzt – die Zwillinge-Energiespirale (siehe Seite 203). Das Gleiche gilt für jede andere Mondgymnastik im Einklang mit dem Mondstand im Tierkreis.

Jede Energiespirale wandert innerhalb von zwei Stunden durch den ganzen Körper, in seltsam verzwickten Bahnen und Zickzackkurven. Im Fall der Zwillinge-Energiespirale beispielsweise verläuft die Energiebahn vom Startpunkt linker Wangenknochen über die Augenbrauenmitte, unterhalb des linken Auges, linker Kieferknochen, linke Augenbraue, linkes Ohr, linkes Schulterblatt, Magen, Nabel, rechter Oberschenkel innen, Knie außen, Gallenblase, rechte Niere, zwölfter Brustwirbel, Milz, linke Niere, Außenseite rechtes Bein, mittlerer Zeh bis zum Endpunkt großer Zeh.

Diese Energieverhältnisse bewirken beispielsweise, dass ein ständig schmerzender mittlerer Zeh auf unentdeckte Magenprobleme hindeuten kann. Oder dass ein schmerzender Oberarm möglicherweise Zeichen schlecht funktionierender Verdauungsorgane ist.

An dieser Stelle ein paar Merksätze für die Zukunft:

Sitzt ein Schmerz irgendwo in der oberen Körperhälfte, so stimmt etwas in der unteren nicht. Beispiel: Bestimmte Beschwerden in Füßen und Beinen nehmen oftmals in Lungenproblemen ihren Anfang.

Schmerzt etwas in der unteren Körperhälfte, so suchen Sie die Ursache in der oberen Hälfte. Beispiel: Augenprobleme lassen sich nur selten wirksam in den Griff bekommen, wenn nicht gleichzeitig Blasen- und Nierenprobleme beseitigt werden.
Die zentrale Körperregion (etwa Zwerchfell- bis Nabelbereich) schmerzt eher selten, und wenn ja, dann ist hier die Ursache meist am Ort der Schmerzen selbst zu suchen. Beispiel: Magen und Zwölffingerdarm, Gastritis, Blinddarm.

Diese drei Informationen sind besonders dann sinnvoll anzuwenden, wenn die Schmerzen schon chronische Ausmaße angenommen haben.

Die Schulmedizin steckt generell noch in den Kinderschuhen, was das Erforschen dieser Gegebenheiten betrifft. Ein Hauptgrund dafür ist, dass sie sich gar nicht vorstellen kann und will, *warum* etwa eine schmerzende Kniekehle auf eine überlastete Milz hindeuten könnte. Sie sieht die Verbindung nicht, weil sie einerseits der direkten Beobachtung und Erfahrung misstraut, andererseits aber – um einen Vergleich zu ziehen – mit den Werkzeugen eines Uhrmachers ein elektronisches Bauteil erkennen und reparieren will. Beides führt zu teilweiser Blindheit – auf Kosten von uns allen.

Noch hat die Wissenschaft eine entscheidende Kleinigkeit nicht wiederentdeckt, die zu allen Zeiten den Heilern bekannt war: Wenn ein Organ überlastet ist – aufgrund allgemeiner Schwäche, Krankheit usw. –, dann führt das nicht zwangsläufig sofort zu sichtbaren oder fühlbaren Symptomen, sondern es kommt meist zu einem Einspringen eines benachbarten Organs innerhalb der jeweiligen Energiespirale. Und das, obwohl das »Ersatz«-Organ in seiner Funktion oftmals scheinbar unmittelbar nichts mit dem geschwächten Organ zu tun hat. Ein typisches Beispiel: Blasenentzündungen entstehen nicht nur, weil irgendwelche »Bakterien« die Harnwege hinaufspaziert sind, sondern weil die Blase allzu lange die mangelhafte Tätigkeit geschwächter Nieren ausgeglichen hat und danach dennoch irgendwann versagt. Wenn die Nieren ständig überlastet werden, streikt irgendwann auch die Blase. Manchmal kündigen sich Rheuma oder Gicht an, weil Ringfingergelenke stark schmerzen. Oft ein Anzeichen, dass der Dickdarm überlastet und angegriffen ist und sich über die Stier-Energiespirale zu Wort meldet (siehe Seite 201).

Ein Beispiel für die Umsetzung der Kenntnis dieser Wechselwirkungen wäre es nun, bei ständig wiederkehrenden Problemen einfach die dafür »zuständige« Mondgymnastik auszuführen, und zwar nicht nur an den zwei oder drei dafür gedachten Tagen monatlich, sondern jeden Tag im Monat einige Minuten lang. Das betroffene Organ kann sich dann noch schneller erholen.

Einige Beispiele für Wechselwirkungen im Körper werden Sie auf den folgenden Seiten noch kennenlernen. Je vertrauter Sie sich damit machen, desto schneller und müheloser können Sie bei sich und anderen Menschen feststellen, welche kleinen Wehwehchen mit welchen Körperpartien verkuppelt sind. Ihr Körper und seine Sprache werden zu einem offenen Buch, das Sie mühelos lesen und verstehen können.

Das Tor zur Seele

Jede körperliche Krankheit oder Störung ist immer das Echo, die Folgeerscheinung, das äußere Symptom einer inneren geistigen Einstellung – die Folge ständig wiederkehrender Gedanken, etwa von bestimmten widersprüchlichen Wünschen, Erwartungen, fixen Ideen oder Süchten. Wir laden geistig ein, was wir körperlich erleben – in dieser Reihenfolge.

Erst im nächsten Schritt können körperliche Zustände auch den Geist und die Seele beeinflussen und berühren.

Krankheit ist der sichtbare Rauch, der als Folge der unsichtbaren Feuer in der Gedankenwelt aufsteigt, das unerwünschte Kraut, das dem Nährboden einer negativen Lebenshaltung entsprießt.

Mit Redensarten wie »Das sitzt mir im Nacken«, »Das liegt mir im Magen«, »Da steigt mir die Galle hoch« oder »ein hartnäckiger Mensch« beweisen wir, dass wir alle den Zusammenhang zwischen innerer Einstellung zum Leben, zwischen Gedankenwelt einerseits und Krankheit andererseits ausmachen können.

Heutzutage ist »genetisch bedingt« ein Modewort. Eine Vielzahl von Störungen und Krankheiten bis hin zum Haarausfall gilt als vorwiegend erblich bedingt. Doch es wird noch Jahrzehnte dauern, bis es die Wissenschaft endlich zugibt: Dies ist nur sehr selten der Fall! Die Wissenschaft richtet ihr Augenmerk nur deshalb auf die Gene, weil sie Forschungsgelder braucht und von Menschen ausgeübt wird, für die Gefühle lediglich ein Störfaktor bei ihrer Arbeit sind. Und viele Menschen schließen sich dankbar ihrem Urteil an, weil sie dann den wahren Ursachen nicht ins Auge zu schauen brauchen.

Es wäre so leicht zu beweisen: So gilt beispielsweise Haarausfall als weitgehend erblich bedingt. Man müsste jetzt nur all jene Menschen genauer anschauen, die aus Familien oder aus Kulturkreisen stammen, in denen Haarausfall selten ist und die nun als Babys in Familien kamen oder adoptiert worden sind, in denen Haarausfall häufig vorkommt. Mit Gewissheit werden diese Adoptivkinder später unter durchschnittlich ebenso großem Haarausfall zu leiden haben wie die Zieheltern.

Die Wahrheit ist: Wir dressieren unseren Kindern krank machende Lebenseinstellungen, Vorurteile und Denkweisen an, nicht etwa Krankheit verursachende Gene. Mit zerstörerischen, niederdrückenden und pessimistischen Gedanken laden wir unsere Krankheiten ein. Körperliche Störungen und Krankheiten sind fast immer Ergebnis unseres eigenen Tuns. Wir selbst tragen die Verantwortung für den Zustand unseres Körpers, und niemand sonst.

Bei allem, was wir Ihnen in unseren Büchern und so auch in diesem Buch nahebringen, gehen wir davon aus, dass Sie den aufrichtigen Wunsch haben, gesund zu bleiben oder gesund zu werden. Wenn wir Ihnen und unseren eigenen Absichten treu bleiben wollen, dann müssen wir an die leibhaftigen Wechselwirkungen und Zusammenhänge zwischen Körper, Krankheit und Gesundheit, Geist und Seele erinnern. An ihrem Kennenlernen führt kein Weg vorbei, wenn Sie gesund bleiben und gesund werden wollen aus eigener Kraft. Sie müssen des Kaisers neue Kleider erkennen und sich nicht vor dem fürchten, was Sie sehen!

Ein kleines Beispiel: Alle Eltern kennen die starke Kraft von Gedanken aus Erfahrung. Was geschieht mit dem Baby, wenn die Eltern zum ersten Mal nach der Geburt wieder abends allein ausgehen wollen? Oft plagt sie ein schlechtes Gewissen, sie haben einen Babysitter gefunden und fragen sich: Wird er oder sie auch alles richtig machen? Dürfen wir so egoistisch sein, unser Kind fremder Betreuung anzuvertrauen?

Wie oft passiert es dann, dass das Baby, nachdem es schon längst regelmäßig friedlich durchschläft, ausgerechnet genau an diesem Abend nicht einschlafen will, unruhig ist und schreit? Alle Eltern kennen dieses Phänomen. Was ist geschehen? Wir versprechen Ihnen: Es ist nicht, weil das Baby Angst vor dem Alleinsein hat und instinktiv spürt, dass die Eltern gehen. Es geschieht, weil sich das Baby betrogen fühlt!

Die Eltern wollen nicht ehrlich mit dem Kind umgehen und in ihrer eigenen Gedankenwelt friedlich und absichtlich und völlig zu Recht sich selbst den freien Abend gönnen – unabhängig davon, was das Kind zu sagen hat! Die Eltern sind ja miteinander verheiratet, nicht mit dem Kind.

Durch das schlechte Gewissen und die Unruhe, ob auch alles gut geht, üben sie Druck auf das Kind aus – einen Druck, der mühelos jede Wand durchdringt und sogar über Tausende von Kilometern seinen Adressaten erreicht. Wenn nun Gedankendruck vor Wänden nicht haltmacht – um wie viel leichteres Spiel hat er in Ihnen selbst? Jedes Ihrer Organe, alle Muskeln, Knochen und Nerven in Ihrem Körper sind direkt verbunden mit Ihren Gefühlen, Wünschen und Zielen, mit Ihrer generellen Lebenssicht. Sie gehorchen Ihnen.

O ja, wir wissen es nur zu genau: Die Einsicht, dass man sich die Gruben, in die man hineinfällt, selbst gegraben hat, gehört zu den schwierigsten im Leben. Wer sieht schon gerne in den Spiegel und beichtet vor sich selbst, dass die Erkältung wieder einmal Resultat »abgekühlter Erwartungen« war. Dass der gebrochene Finger willkommene und beabsichtigte Quelle von Schonung und Aufmerksamkeit von außen bedeutete. Krankheiten »aus heiterem Himmel«, verursacht durch Bakterien, Viren und unglückliche Zufälle, sind einfach bequemer für das eigene Gewissen. Man kann sie bekämpfen, weil sie Eindringlinge, Fremde sind, die von außen kommen.

Die Einsicht in die Wahrheit fällt nicht leicht: Wer jahrzehntelang in einem Käfig lebt und dann feststellt, dass er den Schlüssel zu dessen Tür ständig in der Hosentasche trug, ist oftmals zu stolz, den Weg in die Freiheit zu wählen. Dennoch, schon der zweite Blick sollte Sie jubeln lassen. Nur das Leben außerhalb des selbst errichteten Käfigs verdient diesen Namen: Leben.

Sie sollten bei sich selbst keine Schuldgefühle zulassen,

wenn Sie sich an diese Einsichten langsam herantasten: Sie sind das Resultat einer allgemeinen Erziehung zur Heuchelei, gefördert durch künstliche Moralvorstellungen von Gut und Böse, die uns besser beherrschbar und manipulierbar machen (ein Grund, warum viele wahrhaft religiöse Menschen den Kirchen den Rücken kehren).

Wer den Mut aufbringt, den eigenen Beitrag zur Krankheit zu erkennen, hört mit dem Bekämpfen auf – weil er begriffen hat, dass er sich selbst bekämpft.

Haben Sie den Mut, in den Spiegel zu schauen, und gaukeln Sie sich selbst nichts vor. Sich selbst etwas vorzumachen ist der sicherste Weg, Gesundsein aus eigener Kraft in ein unerreichbares Ziel zu verwandeln. Wenn Ihnen Krankheit eine willkommene Gelegenheit bietet, die Verantwortung für sich selbst abzugeben, wenn sie Ihnen mehr Gewinn bringt als Gesundheit, weil Sie die Wahrheit scheuen, dann sollten Sie sich über die Folgen nicht wundern.

Um die Zusammenhänge zu verdeutlichen, werden wir Ihnen bei der Besprechung der Fingerarbeit und der einzelnen Energiespiralen auch ein wenig nahebringen, welche Gedanken und Einstellungen krank machen können und zu Störungen in der jeweils betroffenen Körperzone führen. Das gibt Ihnen gleichzeitig die Chance, die Mondgymnastik mit den jeweiligen heilenden Gedanken zu begleiten.

Machen Sie sich dabei aber eines ganz bewusst: Die Einsicht in die Tatsache, dass ausnahmslos jede körperliche Störung, Krankheit und jedes Ungleichgewicht ihre Wurzel in

Ihrer Seele hat, ist nur eine Seite der Münze. Ohne die zweite Seite bleibt Einsicht fast so etwas wie ein Luxusartikel: schön anzuschauen, teuer erlangt und bezahlt, aber ohne jeden Nährwert, ohne Kraft.

Die zweite Seite ist die Tat.

Die Einsicht hat nur Sinn, wenn sie eine Änderung bewirkt. Die Einsicht führt uns an eine Wegkreuzung. Wenn Sie eingesehen haben, dass ein Suchtverhalten zu zehn Tassen Kaffee pro Tag geführt hat und dass Ihr körperlicher Schaden mit dieser seelischen Sucht zusammenhängt, dann folgt als nächster Schritt die zweite Seite der Münze – die Tat, die Wendung zum Guten, das Happy End Ihrer Einsicht.

Ihre Frage einige Minuten nach der Einsicht muss also lauten: Was muss ich in meinem Leben ändern, um meiner Einsicht Raum und Leben zu geben? Wie tausche ich die zehn Tassen Kaffee gegen Gesundheit? Tausche ich sie beispielsweise gegen fünf Tassen Kräutertee?

Wieder gilt auch hier, woran wir so oft erinnern: Seien Sie sich bewusst, dass sich starke Kräfte um Sie herum wehren werden – zuerst gegen Ihre Einsicht und dann erst recht gegen die Änderung Ihrer Gewohnheiten zum Besseren.

Wir leben immer noch in einer Zeit, in der es leichter ist, Geldwäsche zu betreiben, als einen Bioladen zu eröffnen, in der es leichter ist, Fast Food zu verkaufen, als gesundes Gemüse zu erhalten.

Wir schreiben auch deshalb, damit Sie etwas wirklich

Brauchbares in die Hand bekommen, das Ihnen aus jeglicher Misere heraushilft. Wir gehen einfach davon aus, dass Ihnen die Wahrheit und das Echte lieber sind als die Besänftigung und der Schlaf, in den man uns wiegen möchte, damit wir brave Konsumenten bleiben.

Von dem guten Stoff erhalten Sie auf den folgenden Seiten und in unseren Büchern, was Sie für Ihre Gesundung brauchen.

Ihr Beitrag sollte nur sein: Einsicht und Umkehr. Dann kann nichts schiefgehen.

Gymnastik und Atmung

Vier Wochen oder länger können wir überleben ohne feste Nahrung, ein paar Tage ohne Wasser, aber nur ein paar Minuten ohne Luft. Luft ist unser Grundnahrungsmittel. Deshalb finden wir es merkwürdig, dass um Menge und Qualität unserer Nahrung so viel mehr Aufhebens gemacht wird als um unser Trinkwasser, und ums Trinkwasser noch viel mehr als um unsere Atemluft und ums Atmen.

Auf der einen oder anderen halbherzig geführten UN-Konferenz macht man sich zwar Sorgen um die Luftqualität, und es existieren »Grenzwerte« (für Erwachsene, Kinder würden an diesen Grenzwerten zugrunde gehen), aber intensiv widmet man sich diesem Problem nur dann, wenn auch die Politiker die Luft kaum noch atmen können.

Vielleicht verbirgt sich hier ein Grund dafür, warum wir das Atmen so stiefmütterlich behandeln, geschweige denn, dass wir etwas über richtiges und falsches Atmen erfahren. Jede Anstrengung, sich gut und vor allem korrekt zu informieren, muss immer noch vom Einzelnen kommen; an den Schulen gehört das nicht zum Lehrplan.

Die folgenden Grundregeln für das Atmen während der Übungen gelten für jede körperliche Anstrengung:

- Soll die Atmung gesund sein, so muss die Luft durch die Nase eingeatmet werden. In den Nasengängen wird sie nämlich gereinigt, erwärmt, angefeuchtet und geprüft. Atmen Sie durch den Mund ein, so gelangt die oft kalte, trockene oder staubige Luft ohne Reinigung und Prüfung in die Lunge.
- Atmen Sie immer gleichzeitig mit der Anstrengung, dem Anspannen, dem Ausdehnen aus. Vielleicht stellen Sie sich als Hilfe vor, wie der Atem nicht durch die Lunge ausströmt, sondern durch den Körperteil, den Sie gerade anspannen.
- Atmen Sie erst dann wieder ein, wenn Sie sich entspannen und wieder loslassen.
- Wenn Sie sich langsam anspannen oder eine Muskelspannung lange halten, dann versuchen Sie, ebenso lange auszuatmen. Einfach die Luft in der Lunge gut einteilen, bis Sie sich wieder entspannen.
- In Zeiten des Ruhens und Meditierens zwischen den Übungen einfach ruhig weiteratmen.

Sie werden generell die Erfahrung machen, dass diese einfachen Grundregeln des Atmens, auf jede körperliche Anstrengung übertragen, zu viel mehr Ausdauer und zu viel weniger Muskelkater führen.

Jeder körperliche Zustand und jeder Gefühlszustand hat seine eigene Atmung. Wenn Sie darauf achten, können Sie bewusst

Ihre Atmung verändern und dann dadurch eine »Einladung« an den gewünschten Zustand aussprechen, der er meist folgen muss.

Nach diesem Prinzip funktioniert auch die Heilatmung, die wir Ihnen hier vorstellen möchten:

Bei der Heilatmung atmen Sie bei geschlossenem Mund langsam und ruhig durch die Nase ein. Zuerst soll sich dabei der Bauch heben und dann der Brustkorb. Beim Ausatmen dann zieht sich die Bauchmuskulatur zusammen, der Brustkorb senkt sich. Am Schluss des Atemzugs schnaufen Sie einige Male heftig aus, um den »letzten Rest« der Luft auszuatmen.

Solch ein Atemzug dauert bei einiger Übung 30 bis 60 Sekunden. Wer also morgens sieben Atemzüge Heilatmung macht, braucht dazu drei bis fünf Minuten. Regelmäßig durchgeführt können Sie dadurch Ihre Gesundheit in ungeahnter Weise fördern. Pflegen Sie einfach die frohe Überzeugung, dass das Atmen heilt; pflegen Sie den Willen, gesund und leistungsfähig zu sein.

Die Heilatmung wirkt sich auch auf die übrigen inneren Organe sehr günstig aus – gleichsam wie eine innere Massage. Venen, Herz, Leber, Magen, Darm, Beckenorgane, ja sogar das Gehirn spüren den massierenden Druck und Zug der Atmung. In erster Linie durch tiefes Atmen kann sich der Körper der überschüssigen Kohlensäure entledigen, die nach Umwandlung in Kohlendioxid im Ausatmen verschwindet.

Siebenmal ist unsere Zahl

Wenn Sie schon vertraut sind mit gymnastischen Übungen, wenn Sie selbst schon Kurse besucht haben, Aerobic, Yoga und dergleichen, werden Sie sich vielleicht ein wenig darüber wundern, warum Sie bestimmte Bewegungen im Rahmen der Mondgymnastik soundso oft und soundso lange durchführen sollen. Meistens sollen sie nämlich siebenmal oder sieben Sekunden lang gemacht werden. Oder ein Vielfaches der Zahl Sieben – vierzehn oder einundzwanzig.

Der Grund dafür beruht auf dem Siebener-Rhythmus, der das menschliche Leben als Ganzes und dabei auch unsere Körperfunktionen durchdringt und somit überall in unserem Dasein eine Rolle spielt.

Unsere Körperzellen erneuern sich im Siebener-Rhythmus. Alle sieben Sekunden sterben bestimmte Zellen und geben ihre Information an die neuen Zellen weiter. Ohne diese Information, die sie auf energetischem Weg empfängt, wüsste die neue Zelle nicht, was sie tun soll.

Dabei vermitteln die Zellen weiter, was sie gelernt haben – gestörte oder gesunde Informationen, glückliche oder unglückliche Informationen, Informationen der Willenskraft oder Bequemlichkeit.

Jede Zelle existiert ausschließlich durch die Information, die sie erhält. Ohne die Information stirbt sie ab und wird ausgeschieden, oder sie verwandelt sich in eine chaotisch wuchernde Zelle ohne Ziel …

Alles Leben ist im Fluss, in Bewegung, ist immer Informationsweitergabe.

Hier verbirgt sich der Grund, warum wir unseren Eltern ähnlich werden und häufig als Erwachsene die gleichen Fehler begehen wie sie, obwohl es oftmals das Letzte ist, was wir uns wünschen. Wir sind schon »geprägt«, abgestempelt – eben informiert. Jede Lüge ist eine Information, die prägt und schiebt und färbt. Aber auch jede gute Nachricht ist Information, die im Körper wirkt.

Stellen Sie sich vor, Sie erhalten eine gute Nachricht. Was geschieht da in Ihrem Körper? Milliarden Zellen tanzen mit Ihnen. Erst kürzlich haben Wissenschaftler herausgefunden, dass Menschen, die viel lachen und viel küssen, eine um zehn Jahre höhere Lebenserwartung haben als Menschen, die das nicht tun. Schön, dass die moderne Wissenschaft auch entdeckt, was der gesunde Menschenverstand schon längst weiß.

Erinnern Sie sich an die Geschichte von den Waisenkindern aus unserem Buch *Aus eigener Kraft*? Kurz nach dem Ersten Weltkrieg arbeitete ein junger Arzt in einem der zahlreichen überfüllten Waisenhäuser Europas. Eines Tages fiel ihm auf, dass die Kleinkinder einer bestimmten Abteilung fröhlicher und lebhafter wirkten, besser genährt aussahen, seltener krank wurden und allgemein in einem viel besseren Gesundheitszustand waren als alle anderen Kinder der gleichen Altersstufe. Anfangs ließ seine medizinische Ausbildung den Arzt die Überzeugung gewinnen, dass irgendjemand die Kinder aus privaten Beständen ernährte – zusätzlich zur Alltagskost des Waisenhauses.

Nach einiger Zeit stellte er jedoch fest, dass das nicht der Grund für den besseren Zustand der Kinder war. Ihre Ernährung war genau die gleiche wie bei den anderen Kindern gleichen Alters. Es gab nur einen einzigen Unterschied: Im Gegensatz zum übrigen Personal machte sich der zuständige Betreuer des hoffnungslos unterbesetzten Heims die »zusätzliche Mühe«, jedes Kind vor dem Füttern aus dem Bett zu heben, es in den Armen zu wiegen, zu streicheln und zu drücken, bevor er ihm das Fläschchen gab und es wieder zurücklegte.

Was für einen Nährstoff hat der Betreuer den Kindern zukommen lassen? Ist es ein Nährstoff, den ein Chemiker oder Physiker wissenschaftlich nachweisen kann? Machen wir uns doch dieses Wissen zu eigen und zunutze – und informieren wir uns neu! Informieren wir uns selbst! Mit lebendiger Energie, die alle schlafenden, beleidigten, betäubten Zellen auf Vordermann bringt.

Zerreißen wir das Drehbuch, das Eltern, Zeitgeist und »moderne Trends« für uns schreiben! Und schreiben wir unser eigenes Drehbuch. Es ist zu jedem Zeitpunkt möglich, damit zu beginnen.

Zurück zur Zahl Sieben und zu einigen Beispielen, die das Verständnis erleichtern können: Wenn Sie eine körperliche Spannung sieben Sekunden lang halten, hat sie eine Art Höhepunkt erreicht, eine kleine »Schallmauer« ist durchbrochen. Sie haben Ihren Muskeln eine präzise, gültige und für die Muskeln hörbare Information gegeben: »Wacht auf!« Die Muskeln werden folgen. Nur eine Sekunde früher aufgehört, und die Wirkung ist um ein Vielfaches geringer.

Dauert die Anspannung länger als sieben Sekunden, so tun Sie etwas für Ihre Ausdauer, aber nicht mehr direkt für den Muskel. Deshalb ist es sinnvoller, nach sieben Sekunden Anspannung eine Pause von sieben Sekunden einzulegen, weil die Information »Entspann dich wieder« dann ihr Ziel erreicht hat. Anschließend können Sie je nach Gefühl wieder sieben Sekunden anspannen … und so fort. Nach und nach geht der Rhythmus in Fleisch und Blut über.

Auch unser Erinnerungsvermögen bedient sich der Zahl Sieben. Nach siebenmaliger Wiederholung speichert unser Gehirn im Langzeitgedächtnis Wörter, Zusammenhänge und Bewegungsabläufe. Man kann das jetzt nicht ohne Weiteres verallgemeinern, aber die Erfahrung mit diesen Dingen wird Sie überraschen. Besonders fruchtbar einsetzbar ist dieses »Naturgesetz« beispielsweise bei der Arbeit mit Kindern, denen das Lernen schwerfällt.

Unsere Zellen arbeiten einfach nach diesem Prinzip der Zahl Sieben. Wenn Sie sich sieben Tage lang gesund ernähren, haben Sie einen Durchbruch geschafft, den Ihr Körper nicht mehr vergisst. Nur einige Stunden früher damit aufgehört, und der Effekt ist nicht mehr der gleiche.

Wenn Sie sieben Monate lang Ihren Körper mit bestimmten positiven Gedanken gefüttert haben, etwa durch regelmäßiges Gebet, dann haben Sie viel erreicht und eine dauerhafte Basis fürs Weiterkommen geschaffen.

Wenn Sie sieben Jahre lang einem bestimmten Charakterfehler, der in Ihrer Familie seit Generationen als »normal« weitergegeben wird – beispielsweise falscher Stolz auf überflüssige Dinge –, keine Chance lassen, dann hat er mit Ihnen zu existieren aufgehört. Und Ihre Kinder sind ebenfalls davon befreit, weil Sie ihn nicht mehr weitergeben, auch unbewusst nicht.

Die gesamte Entwicklung eines Menschen verläuft in Siebenjahresschritten. Übertrieben ausgedrückt: Nach sieben Jahren können Sie mit der Erziehung eines Kindes aufhören, denn die Grundlagen sind geschaffen. Alles Weitere ist Reifung auf dieser Basis. Beobachten Sie selbst, was mit Menschen an den Siebenjahresgrenzen geschieht. Nicht ohne Grund war man früher erst mit 21 Jahren volljährig.

Eine wichtige Anwendung dieser Regeln besteht beispielsweise darin, im Zorn sieben Sekunden lang ruhig zu atmen und zu schweigen, bevor man etwas sagt und reagiert. Jede Kindererziehung wäre ein »Kinderspiel«, wenn Sie auf diesen einfachen Zusammenhang achten würden. Sieben Sekunden lang abwarten, positiv denken, bei Problemen mit Kindern, am Arbeitsplatz, überall. Die Welt sähe anders aus.

Uns gelingt das natürlich auch nicht so oft, wie wir es uns wünschen würden; das ändert aber nichts an der Gültigkeit.

Zusammengefasst: Wenn Sie nur sieben Sekunden lang etwas gut machen, etwas besser machen als sonst, sind Sie schon ein anderer Mensch. Umso mehr, wenn Sie es sieben Minuten, sieben Stunden – sieben Jahre lang schaffen.

Selbstdisziplin und Rivalität

Selbstdisziplin ist für die Mondgymnastik nötig – der Zwang dagegen, unbedingt besser zu sein als andere Menschen, ist es nicht. Rivalität und Konkurrenzdenken sind sehr schlechte Ratgeber.

Lassen Sie uns aber einige Worte zu diesem Thema verlieren. Einer der besten Ärzte, ein wahrer Freund des Menschen, der viele »unheilbare« Fälle kuriert hat, erzählte einmal, er mache seinen Patienten im allerersten Gespräch stets eindringlich klar, dass sie ab sofort 20 Minuten täglich nur für sich selbst da sein müssen. Sieben von zehn dieser Menschen, die ihn zuvor oft als »ihre letzte Hoffnung« angesprochen hatten, sah er danach nie wieder.

Brauchen Sie Selbstdisziplin, um die Mondgymnastik regelmäßig zu machen?

Ja. Denn Sie haben ja gehört: Später im Buch wird es um Zahl und Dauer gehen. Sie benötigen daher diese Information, weil sie Ihnen alles viel leichter macht.

Lassen Sie uns also ein wenig beleuchten, was echte Selbstdisziplin ist. Selbstdisziplin im besten Sinne des Wortes, im eigentlichen Sinne des Wortes hat mit Selbstliebe und Zielbewusstsein zu tun. Sie brauchen den freien Willen und die Liebe zu sich selbst, um diszipliniert sein zu können.

Warum brauchen wir Selbstdisziplin?

Vom Augenblick unserer Geburt an droht oder lächelt uns von jeder Plakatwand, aus jedem Fernseher, aus zahllosen Gesichtern, in fast jeder Lebenssituation eine starke Kraft entgegen, deren einzige Absicht darin besteht, uns zu entmündigen und uns die Verantwortung für unser Leben abzunehmen.

Jeder kennt diese Kraft. Wer sich ihr anvertraut, gibt sich mit eingebildeten Fortschritten zufrieden, macht sich von der Zustimmung anderer abhängig, wird allmählich bequem, hört schon nach kurzer Zeit auf zu lernen.

Natürlich wollen wir nicht den Eindruck erwecken, dass Information und Werbung generell abgeschafft gehören. Wie sollten wir sonst wissen, was es alles gibt? Auch gute Nachrichten und gute Produkte brauchen Wege zum Publikum und zu den Kunden.

Nur: Das Blenden und die bewusste Vorspiegelung falscher Tatsachen sind es, die uns zum Hals heraushängen, etwa wenn Atomstromerzeuger mit grünen Auen werben oder Pestizidhersteller mit der Behauptung, die Ernährungsprobleme der Welt lösen zu können. Selbstdisziplin haben wir auf unserer Reise mitbekommen, um den Verführungskünsten dieser Kraft entgegenzuwirken, mit Liebe, Selbstliebe, Beharrlichkeit. Bis wir den Durchbruch schaffen zur Unbestechlichkeit – und zur echten Lebensfreude.

Bedenken Sie: Wenn Selbstdisziplin Sklavin der Nachahmung und des blinden Gehorsams ist, dann ist sie alles, nur keine Selbstdisziplin. Dann ist es blanke Trägheit, verborgen unter glanzvollen Gewändern. Diese versteckte Bequemlichkeit ist es, die dem Begriff Selbstdisziplin den unangenehmen Beigeschmack gegeben hat. Den Geschmack von Hierarchie und Sklaverei, Selbstkasteiung und Herzenskälte.

Echte Disziplin ist positiv für die Charakterbildung, führt zu Unabhängigkeit, Unbestechlichkeit und echter Lebensfreude. Dann ist sie »meine Disziplin«, eine menschenwürdige Disziplin. Dann erweist sie sich als das, was wir auch als Zivilcourage bezeichnen – als echten Mut, der nicht auf den erhofften Lohn schielt.

Disziplin ohne Liebe und Freude ist eine gefährliche Fähigkeit, weil sie mich leicht in eine Marionette in Händen der kalten Kraft verwandelt. Lieber weniger Disziplin in meinem Leben als gefühllose und fanatische Disziplin.

Also: Sie brauchen für die Mondgymnastik Selbstdisziplin, und das ist nichts anderes als ein anderes Wort für Selbstliebe.

Und wie steht's mit Konkurrenzdenken und Rivalität? Jenes Denken, das uns die merkwürdigsten, unvernünftigsten Dinge tun lässt, nur um irgendetwas zu »beweisen«? Das Denken, das viele von uns aufs Krankenbett oder ins Grab bringt, nach einem langen freudlosen Alltag?

Hierzu eine Geschichte aus dem Orient, die in knapper

und prägnanter Weise eine umfassende Antwort liefert. Darin wurde ein großer Lehrer echter Lebenskunst gefragt, was er persönlich von »gesundem Konkurrenzdenken« halte.

In seiner kurzen Antwort bezeichnete der Meister den Konkurrenzkampf in der Arbeitswelt als großes Übel. »Aber holen Wettbewerb und Konkurrenz nicht das Beste aus uns heraus?«, fragte ein Anwesender.

»Sie holen das Schlimmste aus Ihnen heraus, denn sie lehren Hass.«

»Hass worauf?«, wollte der Besucher wissen.

»Zuerst auf sich selbst – denn Sie geben die Erlaubnis, dass Ihr Tun und Lassen von anderen bestimmt werden und nicht von Ihren persönlichen Notwendigkeiten, Grenzen und vor allem von Ihrem Herzen. Und dann lehren sie Hass auf andere Menschen – denn man versucht, sich auf Kosten anderer Menschen zu entfalten.«

»Das würde aber bedeuten, dass wir auf alle Veränderung und allen Fortschritt verzichten müssten«, erhob ein Besucher Einspruch.

Der Meister entgegnete: »Was die Menschen ›Fortschritt‹ nennen, ist fast immer nur eine Verbesserung der Qualität ihrer Werkzeuge. Sie dürfen darüber nicht den echten Fortschritt vergessen, nämlich die Bildung der Herzen, die sich der Werkzeuge bedienen. Der einzige echte Fortschritt war zu allen Zeiten der Fortschritt der Liebe. Die einzige Veränderung, die erstrebenswert ist, ist die Veränderung des Herzens zum Guten, zur Liebe.«

Dem haben wir nichts hinzuzufügen.

Tipps und Anregungen

Die beste Tageszeit für die Mondgymnastik

Oftmals tauchte die Frage auf, wann genau die Übungen am sinnvollsten durchzuführen sind und am besten wirken. Abgesehen von gezielten Spezialanwendungen sollte das voll und ganz Ihrem Gefühl überlassen bleiben. Einmal angenommen, es fällt Ihnen sehr leicht, morgens aufzustehen. Dann hätten Sie auch kein Problem, den Wecker fünf Minuten früher erklingen zu lassen, nicht wahr?

Eine Leserin schrieb uns, dass sie genau deshalb die Übung nicht morgens macht, sondern erst, wenn sie sich etwas erschöpft fühlt, etwa nach der Arbeit oder nach dem Abendessen. Die Wirkung der Übung ist dann immer, dass sie neue Kraft und Aufmunterung verspürt und nicht in Versuchung gerät, vor dem Fernseher in sich zusammenzusacken, um einen weiteren Abend zu vergeuden.

Lassen Sie Ihr Gefühl sprechen. Meistens jedoch wird man sich für einen Termin nach dem Aufstehen oder kurz vor dem Schlafengehen entscheiden.

Niemand zu Hause!

Das ist für manche Leserinnen und Leser vielleicht der wichtigste Ratschlag von allen: Seien Sie während der Übungen für absolut niemanden erreichbar! Kein Telefon, kein Handy, keine Kinder. Sorgen Sie dafür, dass alle in Ihrer Umgebung diese Minuten als »heilig« respektieren. Bei vielen Leserinnen und Lesern wird der Erfolg der Mondgymnastik mit der Befolgung dieses Rates stehen und fallen.

Einmal angenommen, Sie besitzen ein Handy und lassen es sogar nachts angeschaltet – in Hörweite, auf dem Nachttisch, sonst wo.

Wir möchten Ihnen versichern: Selbst wenn das Handy sieben Tage lang nicht klingelt, haben Sie während dieser Zeitspanne Ihrem Nervenkostüm eine kleine zusätzliche Belastung aufgebürdet! Und zwar so wirkungsvoll, dass Sie mit höchster Wahrscheinlichkeit in dieser Woche nicht eine einzige Minute lang so tief entspannt waren, wie es Ihr armer, verwirrter Körper so dringend brauchen würde in dieser irren Zeit.

Noch einmal: Seien Sie während der Übung nicht erreichbar. Das verwandelt die Übung in ein kleines geschütztes Paradies der Regeneration und echten Entspannung. Legen Sie auch Ihre Uhr ab!

Manche von Ihnen werden zum ersten Mal seit sehr langer Zeit während der Mondgymnastik wieder fühlen können, was Entspannung überhaupt bedeutet. Und vielleicht dadurch auch einen Zustand erlangen, der es erst ermöglicht, einen klaren Blick auf die eigene Situation zu gewinnen und vieles zum Besseren zu verändern.

»Wippen«? Besser nicht …

Versuchen Sie nicht, eine körperliche Reichweite zu »verbessern«, indem Sie mit Wippbewegungen Arme oder Beine immer weiter dehnen. Bestes Beispiel: das Wippen, um im Stehen, mit den ausgestreckten Armen dem Boden, oder in der Grätsche den Fußspitzen näher zu kommen.

Wir haben selbst den Fehler begangen, wie auch Generationen von Gymnastik- und Sportlehrern vor uns. Merkwürdig, über Jahrzehnte haben Sportlehrer immer wieder die Erfahrung gemacht, dass Wippen nichts bringt, ja sogar oftmals eine Verschlechterung der Beweglichkeit eintritt. Und trotzdem haben Generationen von Schülern, Sportlern, Rekruten wippen müssen wie Hühner auf der Suche nach Körnern …

Eine kleine Parabel vom Automobil (Folge 2)
Jeder Autofahrer weiß, was es bedeutet, Vollgas zu geben mit eingelegtem Gang und gleichzeitig mit aller Kraft die Handbremse zu ziehen. Welche Verschwendung! Und schon nach kurzer Zeit glühen die Bremsen, sie funktionieren nicht mehr lange. Merkwürdig, dass so viele Jahrzehnte die Mechaniker des Körpers das Nachwippen empfohlen haben …
(Fortsetzung folgt)

Warum ist Wippen so schädlich? Die Erklärung ist eigentlich ungeheuer einfach. Jeder Muskel, der ruckartig gedehnt wird, zieht sich sofort danach in unwillkürlicher (= unfreiwilliger) Bewegung zusammen. Zudem schützt sich der Körper vor der Gefahr der Überdehnung und aktiviert folglich den Gegenspieler des Muskels. Sie erreichen also das Gegenteil einer Dehnung, das Gegenteil eines Energieflusses. Dehnen Sie, strecken Sie, ziehen Sie zusammen – langsam, zärtlich zu sich selbst.

Rechts beginnen!

Fast alle Übungen der Mondgymnastik werden Sie beidseitig ausführen, also an beiden Armen, beiden Beinen, Füßen, Körperseiten usw.

Die Grundregel lautet: Beginnen Sie immer rechts! In erster Linie ist das eine Gefühlssache, aber zu den offensichtlichen Gründen hierfür zählt, dass dadurch das Herz geschont wird.

Eine kurze Meditation mit Farben

Welche große Wirkung Farben, Farbmuster und Farbharmonie auf die seelische Gestimmtheit und damit direkt auf unser körperliches Wohlbefinden haben, weiß jeder, der mit wachen Augen sich selbst und seine Umwelt wahrnimmt. Dass aber Licht und Farbe als wirksames therapeutisches Mittel eingesetzt werden können (etwa in der Farbakupunktur), ist noch relativ wenig bekannt.

Bei der Vorstellung der Übungen in Harmonie mit dem jeweiligen Tierkreiszeichen geben wir auch an, welche *Meditationsfarben* den Tierkreiszeichen zugeordnet sind. Sie können diese Information nutzen, um sich etwa die jeweilige Körperregion in die zugehörige Aura-Farbe eingehüllt vorzustellen oder gar ein Kleidungsstück in dieser Farbe zu tragen. Eine solche Meditation können Sie zu jeder Zeit und unabhängig von der Mondgymnastik machen – zu Hause wie am Arbeitsplatz, im Stillen oder in der U-Bahn. Die gute Wirkung verstärkt sich aber, wenn Sie diese Form des Meditierens auch noch mit dem Mondkalender abstimmen – wenn Sie sich also beispielsweise an Widder-Tagen die Kopfregion in die Farbe Indigoblau eingehüllt vorstellen (eine Leserin hat sich sogar Yogamatten in den Farben angeschafft, die sie in Harmonie mit den Farben der Tierkreiszeichen wechselt. Eine interessante Idee!).

Hier eine kleine Tabelle als Zusammenfassung:

Tierkreiszeichen	Meditationsfarbe
Widder	Indigoblau bis Weiß-bläulich
Stier	kräftiges Blau
Zwillinge	helleres Blau
Krebs	Grün
Löwe	Grün
Jungfrau	Gelb
Waage	Orange
Skorpion	Rot
Schütze	im oberen Oberschenkel Orange, im unteren Oberschenkel Gelb
Steinbock	Grün
Wassermann	Hellblau, kräftigeres Blau an den Knöcheln
Fische	bläuliches Weiß

Bei Krankheiten aller Art ist übrigens Weiß als Farbe der Bettwäsche und Schlafanzüge immer sinnvoll, weil sich der Körper dann unbehindert die heilenden Schwingungen aus der Umwelt holen kann. Schwarz dagegen wäre Gift, weil es diese Schwingungen abschirmt. Allerdings bedeutet das nicht, dass ein kahlweißer Raum immer die beste Idee ist. Das Auge erfreut sich an schönen Dingen.

Wenn Sie keine Übung im Visualisieren haben, schließen Sie einfach die Augen, stellen Sie sich ein Tuch in der jeweiligen Farbe vor und hüllen Sie mit dem Tuch die jeweilige Körperstelle ein. Diese Form der Meditation funktioniert auch, wenn Sie einem anderen Menschen helfen wollen und ihn gedanklich in die Farbe einhüllen.

* * *

Jetzt kann es mit der »Fitness zum richtigen Zeitpunkt« losgehen! Übertreiben Sie nichts, bleiben Sie aufmerksam, lassen Sie dem Leistungsgedanken keine Chance! Sie haben genug geleistet, wenn es Ihnen gelingt, die Mondgymnastik regelmäßig zu praktizieren. Viel Freude dabei!

Teil III

LOS!

Die Mondgymnastik

Der Mensch sehnt sich zu leben, intensiv,
aus dem Vollen schöpfend und empfindend.
Wenn er das zuwege bringt,
ohne Zwang zu dulden oder zu üben,
wenn ihm jede Tätigkeit Freude weckt und Freude ist,
wird er kräftiger, gesünder sein
und Kultur gewinnen: Er wird er selbst sein.

OSCAR WILDE

Die vier Grundübungen

Unabhängig vom Mondstand beginnt jede Mondgymnastik mit vier Grundübungen. Wie der Zündfunke zum rund dahinschnurrenden Motor, so verhalten sich diese einfachen Bewegungen zu den Übungen für den jeweiligen Mondstand im Tierkreis. Sie sind die Muntermacher für Körper, Geist und Seele – der beste Weg, dem inneren Schweinehund von Anfang an mitzuteilen, wer der Chef im Haus ist. Wohlgemerkt – ein wohlwollender Chef, nicht ein sturer Despot, der langfristig mehr zerstört, als er Gutes bewirkt.

Eine kleine Parabel vom Automobil (Folge 3)
Jeder Autofahrer weiß, dass er sein treues Gefährt sanft behandeln muss, bis es die optimale Betriebstemperatur erreicht hat. Und dies umso mehr, je kälter es draußen ist. Mit Vollgas vom ersten Augenblick anfahren ist ein sicherer Weg, die Werkstatt besser kennenzulernen, als dem Fahrzeugbesitzer und seinem Geldbeutel lieb sein kann.
(Fortsetzung folgt)

Der Sinn der Grundübungen ist es zuerst, täglich und regelmäßig die Aufmerksamkeit auf die wichtigste Energie-»Autobahn« des Körpers zu lenken, sie zu aktivieren und zu kräftigen – nämlich unsere Wirbelsäule. Zweitens bringen die Grundübungen den Kreislauf in Gang – eine der wesentlichsten Voraussetzungen für das Aktivieren und Pflegen schlafender, wenig trainierter Körperregionen.

Unsere Wirbelsäule verdient viel Aufmerksamkeit: Verschobene Wirbel, verkrampfte Muskeln entlang der Wirbelsäule üben Druck auf Nervenbahnen aus, bilden Störfelder im Rücken, die wiederum eine Vielzahl von Dauerschmerzzuständen und Krankheiten auslösen: von Spannungs- und Muskelschmerzen über Ohrensausen, Sehstörungen, Ischias, Bandscheibenschäden, Migräne, Herz-, Verdauungs- und Atembeschwerden und vieles mehr.

Wir gehen einfach zu leichtfertig mit unserer Wirbelsäule um, besonders mit der Wirbelsäule unserer Kinder. Fast 90 Prozent aller Kinder weisen irgendeine Form von Haltungsfehler auf, weil diesem Problem und vor allen Dingen den langfristigen Folgeschäden oftmals zu wenig Beachtung geschenkt, geschweige denn der richtige, unverkrampfte Umgang mit dem eigenen Körper gelehrt wird.

Wie so oft möchten wir Sie auch hier daran erinnern, dass der Wahnsinn Methode hat. Gesunde, unabhängige und innerlich zufriedene Menschen, ob jung oder alt, sind schlechte Konsumenten in unserer Welt, sind miserable Verbraucher von »normalen« Nahrungsmitteln, Heilmitteln und Ersatzbefriedigungen. Also können Industrie, Politik und Wirtschaft an solchen Menschen kein echtes Interesse haben. Was den Menschen wahren Frieden schenkt, wird bekämpft, was ihn abhängig macht, gefördert. Nur Sie persönlich können an Ihrer

Gesundheit und der Ihrer Kinder ehrliches Interesse entwickeln – wir werden niemals nachlassen, das zu betonen.

Was die Wirbelsäule unserer Kinder betrifft: Sie bewegen sich von Natur aus anders und viel mehr als Erwachsene, deshalb renkt sich bei ihnen ein »entgleister« Wirbel oftmals ebenso schnell wieder ein, wie er sich – durch einen kleinen Unfall und dergleichen – verschoben hat. Je älter wir allerdings werden, desto stärker wirken bewegungshemmende Einflüsse auf uns ein, durch ängstliche Gedanken oder den Zwang zur Unbeweglichkeit im Alltag des Heranwachsens, aber auch infolge unserer »normalen« Ernährung – zu viel Fleisch und Weißmehl, Fertiggerichte, Süßigkeiten, zuckerhaltige Getränke usw.

Für fast jeden körperlichen Starrezustand gibt es obendrein ein Gegenstück in unserer Gedankenwelt, das dem Maß der körperlichen Unbeweglichkeit entspricht. Eine allmählich unbeweglicher werdende Wirbelsäule befindet sich oftmals im Gleichtakt mit einer generellen Verhärtung der Ansichten und Einstellungen im Leben. Langsam ist das Glas nicht mehr erfreulich halb voll, sondern bejammernswert halb leer.

Unser Geist, unsere Gedanken und Lebenseinstellungen können die Wirbelsäule in die Knie zwingen mit Gedanken wie: »Ich habe es einfach nicht im Kreuz, diese Sache drückt mich nieder«, oder: »Ständig muss ich mich nach etwas oder jemandem richten. Ich habe Angst, ich drehe und winde mich nach allen Seiten, versuche, nirgendwo anzuecken und jedem gerecht zu werden.«

An der Körperhaltung eines Menschen lässt sich oftmals

seine ganze Lebenseinstellung ablesen. Lastet etwas auf ihm, nimmt er alles schwer, oder reist er mit leichtem Gepäck, weil es nichts gibt, was sich ernst zu nehmen lohnt, mit Ausnahme der Reifung seiner Seele?

Die gute Nachricht aber ist: Umgekehrt können Sie durch die vielen kleinen Schritte der Mondgymnastik auch eine verhärtete, zaghafte, mutlose Lebenseinstellung wieder in Fluss bringen. Von null auf hundert ist nicht jedermanns Sache. Eher im Gegenteil. Aber innerhalb eines Monats von zwei Minuten auf zweieinhalb Minuten täglich steigern – das ist machbar, oder?

Die Beweglichkeit des Körpers und besonders die der Wirbelsäule zu erhalten, ist also ebenso wichtig wie die Gewährleistung des stetigen Verkehrsflusses in einer Stadt. Wenn die Räder stillstehen, ist's um die Versorgung schlecht bestellt – in jeder Hinsicht. Umso wichtiger sind deshalb die Grundübungen, die wir Ihnen als tägliche kleine Praxis ans Herz legen wollen.

Hier geht's los! – Die erste Grundübung

Selbst wenn Sie in den nächsten zehn Jahren nur diese eine Übung täglich zwei Minuten lang ausführen, haben Sie nicht wenig getan, um gesund zu werden und zu bleiben. Sie wirkt fast immer stärker als jede Tasse Kaffee oder Tee.

Für die Übung müssen Sie sich auf den Rücken legen. Nicht in Ihr weiches Bett, sondern vielleicht auf einen Teppich oder

Teppichboden. Oder aufs Parkett mit einem dicken Badetuch als Unterlage. Oder auf eine Badematte. Oder was auch immer Ihnen angenehm ist, wenn Sie die Übung schon ausprobiert haben und mit ihr vertrauter geworden sind. Nur ein zu kühler Untergrund wäre nicht so gut. Fühlen Sie selbst heraus, was letztlich am besten geeignet ist. Dieser Untergrund ist auch der beste für jede andere Übung in der Mondgymnastik, die Sie noch kennenlernen werden. Und so geht's:

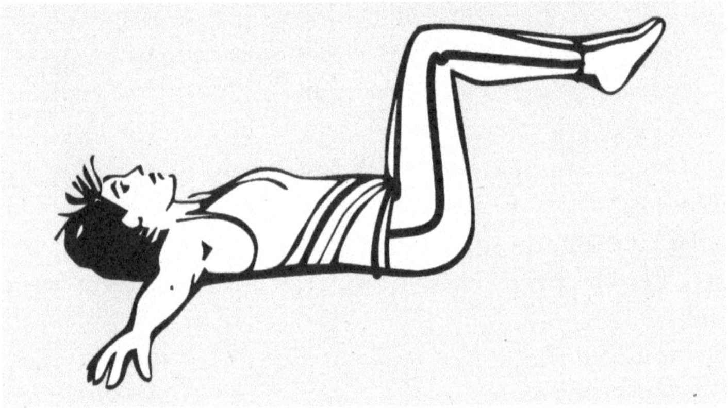

Legen Sie sich auf den Rücken, die Arme und Hände seitlich ausgebreitet, die Handflächen auf dem Boden. Ziehen Sie nun die Beine mit angewinkelten Knien zu sich heran, Oberschenkel senkrecht zum Boden, Unterschenkel waagerecht, parallel zum Boden, die Füße in der Luft. Stellen Sie sich einfach vor, Sie würden im Liegen »sitzen« – dann haben Sie die richtige Haltung für das Pendeln Ihrer Hüften nach rechts und links, das jetzt kommt.

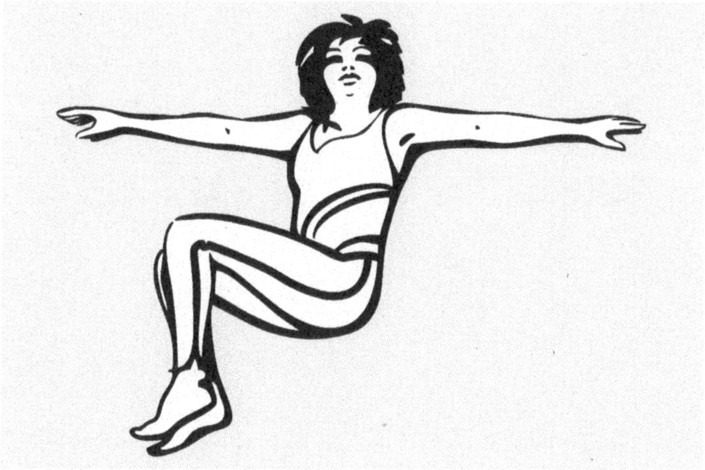

Legen Sie beide Beine nun langsam zuerst auf die rechte Seite, bis die Außenseite des rechten Knies den Boden berührt. Stellen Sie sich einfach vor, wie Sie die linke Hüftkugel in Richtung Oberschenkel verlängern. Atmen Sie dabei aus.

Atmen Sie ein, während Sie die Beine wieder in die Senkrechte heben, atmen Sie aus, wenn Sie sie jetzt auf die linke Seite sinken lassen.

Dabei liegen die Handflächen weiterhin flach auf dem Boden, die Schultern sollten möglichst den Kontakt zum Boden nicht verlieren. Anfangs ist Letzteres etwas schwierig und auch nicht unbedingt nötig, aber im Laufe der Zeit fällt es leichter. Besser, die Schultern heben sich etwas vom Boden, als wenn die Knie den Boden nicht berühren. Wenn Sie ein ausgesprochenes Hohlkreuz haben, hilft ein kleines weiches Kissen im Kreuz, um diese Übung optimal durchzuführen.

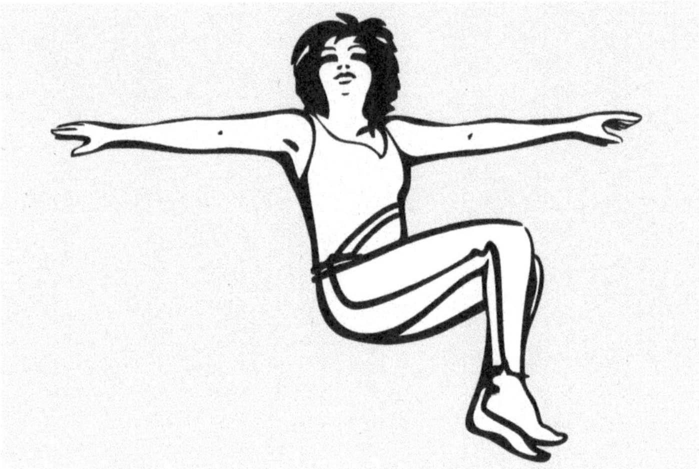

Wie oft? Die Häufigkeit dieser Übung sollten Sie ganz Ihrem Gefühl überlassen. Manchmal genügt ein drei- oder viermaliges Hin-und-her-Pendeln, manchmal stellt sich das befreiende Gefühl des Loslassens und des Kraftstroms erst nach acht- bis zehnmal Schwingen ein. Auch das Tempo verändert sich im Lauf der Zeit. Mitunter liebt man es schwungvoller, mitunter sanfter.

Welche Fehler können Ihnen unterlaufen? Nachwippen mit der Hüfte, um möglichst weit hinüberzukommen, ist wie immer schädlich, es bewirkt den gegenteiligen Effekt eines guten Energieflusses durch die Wirbelsäule. Zu viele Muskeln beteiligen sich dann an einem gegenseitigen Blockierspielchen, wie auch bei allen anderen gymnastischen Übungen, bei denen Sie nachwippen.

Wenn es im Bereich der Lenden- oder Brustwirbelsäule bei dieser Übung ein wenig knackst – keine Sorge! Sie haben nur an sich selbst getan, was auch ein geübter Chiropraktiker tun würde: Wirbel befreien und die Energiebahnen durchpusten. Diese Übung ist übrigens ein wahrer Segen, wenn man gerade eine anstrengende Arbeit im Garten hinter sich hat (beziehungsweise auch zwischendurch).

Die zweite Grundübung

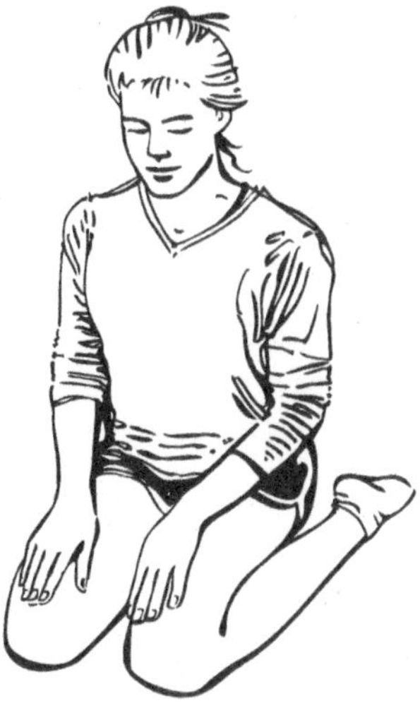

Bei dieser Übung knien Sie sich auf den Boden, am besten auf eine weiche Unterlage (dicker Teppich, Yogamatte, zu Beginn oder im fortgeschrittenen Alter ruhig auch eine zusammengefaltete Decke oder ein Kissen), und setzen sich auf Ihre Fersen. Die Zehen weisen nach hinten, der Spann ruht auf dem Boden, die Unterschenkel nebeneinander (sie sollten nicht auseinanderstreben beziehungsweise kein V bilden).

Sie können auch die Zehen aufstellen, wenn es sich besser anfühlt oder Sie zu Krämpfen neigen, aber die Grundposition ist, dass Sie einfach auf den Fersen sitzen. Richten Sie nun Ihren Körper langsam auf, sodass Ihre Oberschenkel senkrecht zum Boden stehen und eine Linie mit Oberkörper, Wirbelsäule und Kopf bilden. Die Arme bleiben entspannt an Ihrer Seite hängen. Bleiben Sie kurz in dieser Stellung und lassen Sie sich dann wieder zurück auf die Fersen sinken.

Und nun wiederholen Sie dieses Auf und Ab insgesamt siebenmal.

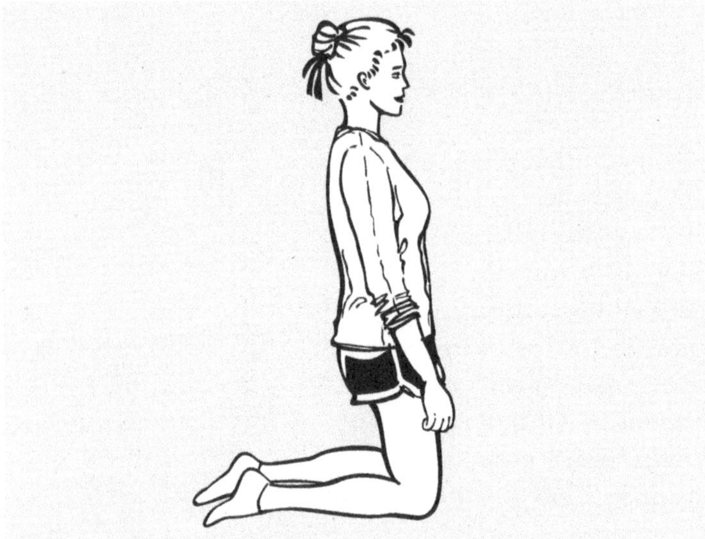

Machen Sie als Nächstes dieselbe Bewegung, aber mit dem Unterschied, dass Sie neben Ihren Fersen auf dem Boden zu sitzen kommen. Beginnen Sie mit dem Absitzen rechts, beim nächsten Mal wechseln Sie auf die linke Seite, dann wieder auf die rechte Seite – so lange, bis Sie siebenmal rechts und siebenmal links zum Sitzen gekommen sind.

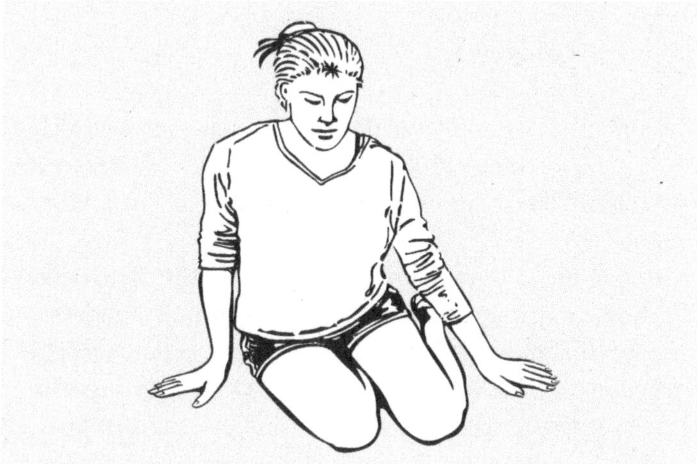

Tipp: Sie dürfen sich bei dieser Bewegung mit den Händen abstützen beziehungsweise sich nach oben schieben! Bleiben Sie aber mit dem Oberkörper möglichst gerade und aufrecht. Später gelingt es dann vielleicht ohne Abstützen. Legen Sie zu Beginn ruhig dicke stabile Kissen auf Ihre linke und rechte Seite und auch zwischen die abgeknickten Beine, wenn Sie das Fersensitzen anfangs schmerzt.

Später können Sie dann probieren, mit den Unterschenkeln ein V zu bilden, sodass Sie auf den Boden zu sitzen kommen. Auch dann ebenfalls zuerst mit einem dicken Kissen arbeiten und den Abstand zum Boden langsam reduzieren.

Die dritte Grundübung

Viele Blockaden des Energieflusses im Körper machen sich in der Hüftregion bemerkbar. Sie verdient täglich besondere Beachtung und Behandlung. Zuerst aber eine kleine Demonstration:

Beugen Sie sich im Stehen nach vorn, lassen Sie Oberkörper, Kopf und Arme ganz einfach hängen und wandern Sie hinunter Richtung Füße – so als ob Sie sich bei durchgedrückten Knien die Schuhe zubinden wollen. Ohne Leistungsdruck, ohne Wippen, ohne Anstrengung! Und jetzt merken Sie sich genau, wie weit Sie mit den Händen gekommen sind. Bis zu den Knien? Zum Schienbein? Machen Sie gedanklich dort eine Markierung.

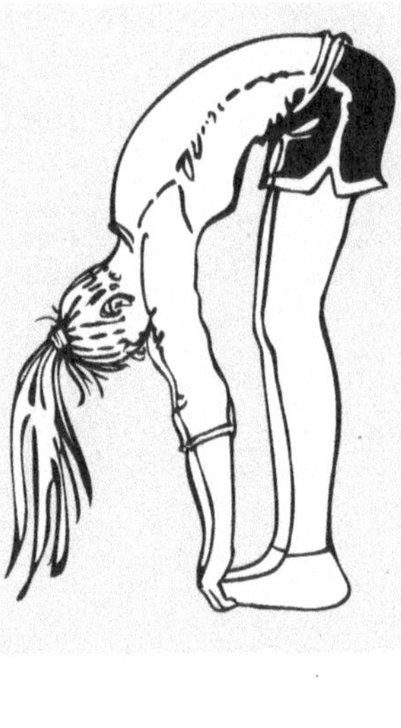

Gut, nun zur dritten Grundübung:

Sie gehen in die Hocke, wie in der Abbildung gezeigt. Ideal wäre, wenn die Fußsohlen vollständig auf dem Boden stehen, aber das muss anfangs nicht sein, das passiert im Laufe der Tage und Monate von selbst. Die Hände können Sie ruhig zum Abstützen verwenden. Und nun ist Ihre Vorstellungskraft gefragt. Stellen Sie sich vor, an Ihr Steißbein ist ein dünnes Seil gespannt, das Sie vom Ansatzpunkt dort senkrecht nach oben zieht. Ihr Po wandert langsam nach oben, die Beine strecken sich automatisch langsam – so lange, bis schließlich die Knie durchgedrückt sind.

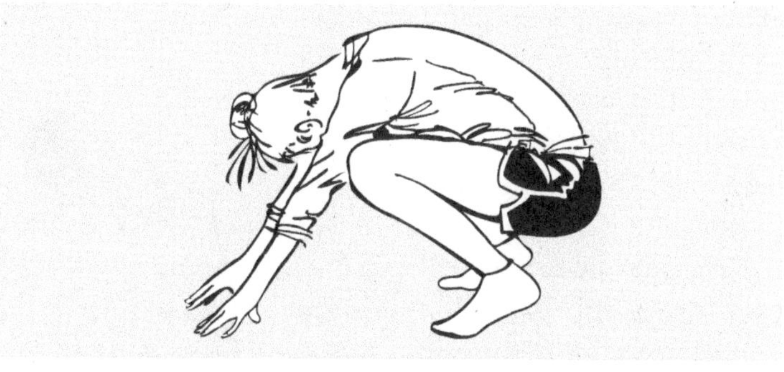

Während dieser Aufwärtsbewegung haben Kopf, Oberkörper und Arme eine wichtige Aufgabe – nämlich *nichts* zu tun! Sie bleiben ganz entspannt, gehorchen nur der Schwerkraft nach unten, keinerlei Muskeltätigkeit versucht »mitzuarbeiten«. Kopf, Oberkörper und Arme hängen, so entspannt es geht. Wenn Sie die Beine schließlich durchgedrückt haben, kommen Sie wieder langsam in die Hocke zurück, bis Sie ganz unten sind. Machen Sie diese Übung dreimal.

Haben Sie sich gemerkt, wie tief Sie zu Anfang der Übung mit den Händen hinunterreichten? Und haben Sie bemerkt, wie tief, wenn Sie zuerst aus der Hocke heraus die Beine durchdrücken, aber Kopf, Oberkörper und Arme hängen lassen? Vieles von dem, was unser Körper macht und kann, passiert zuerst im Kopf.

Die Abschlussübung – ein Gruß an die Sonne

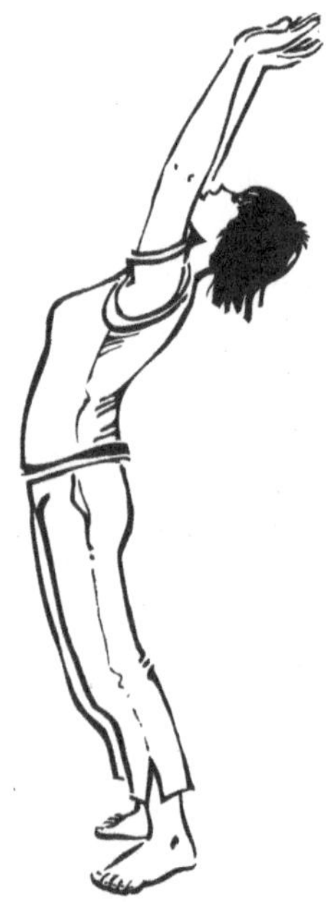

Diese Bewegung setzt den Punkt hinter die Abläufe, sie besiegelt einen Start in den Tag, wie er besser kaum sein könnte. Sie steht auch am Ende einer bekannten Yogaübung – des »Sonnengrußes«.

Heben Sie die Arme im Stehen hoch über den Kopf, parallel zueinander. Von der Seite sollte Ihr ganzer Körper einen Bogen beschreiben, von Kopf bis Fuß, ohne jedoch ins Hohlkreuz zu fallen. Dabei richten Sie Ihren Blick himmelwärts, schräg nach hinten.

Atmen Sie ein, zählen Sie dabei langsam bis sieben und ignorieren Sie das leichte Vibrieren oder Zittern, in das Ihr Körper möglicherweise verfällt. Es vergeht nach einigen Tagen oder Wochen und ist nur ein Zeichen dafür, dass Energien ins Fließen kommen und dabei auf Blockaden stoßen.

Während Sie bis sieben zählen, atmen Sie aus, lassen Oberkörper, Arme und Kopf noch einmal kurz bis zum Boden hängen – und dann packen Sie den Tag beim Schopf!

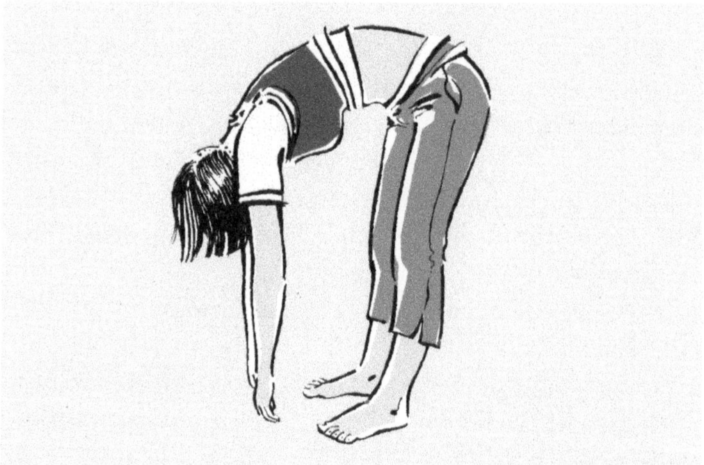

Die Übungen für den Mondstand im Tierkreis

So, und nun wartet die eigentliche Mondgymnastik darauf, Ihnen dienstbar zu werden. Sie haben sich mit vier einfachen, aber effektiven Übungen vorbereitet, haben dafür ein paar Minuten Ihrer kostbaren Zeit geopfert und die besten Voraussetzungen für einen gelungenen Tag geschaffen. Nun addieren Sie nur noch Übungen in Harmonie mit dem gerade herrschenden Tierkreiszeichen.

Bevor es losgeht, noch ein wichtiger Hinweis:

Jede der folgenden zwölf mal drei Übungen eignet sich auch als tägliche Grundübung! Ganz nach Gefühl und Notwendigkeit – wie es Ihnen gefällt. Sie müssen also auf eine bestimmte Übung nicht einen ganzen Monat warten, bis sie im Mondkalender wiederkehrt, wenn sie Ihnen besonders guttut oder spezielle Körperregionen besonders unterstützt und in Ordnung bringt. Beispiel: Wenn Sie mit Ihren Schultern oder Armen Probleme haben oder die Haut an den Oberarmen schön straff bekommen wollen, können Sie die Übungen für die Zwillinge-Tage so lange täglich anwenden, wie es Ihnen gefällt.

Die Widder-Tage – Übungen für helle Köpfe und helle Augen

Um »Fit zum richtigen Zeitpunkt« zu werden, müssen Sie nicht warten, bis der Mond im Widder, im ersten Zeichen des Tierkreises steht. Blättern Sie einfach bis zum Tierkreiszeichen, das heute gerade im Mondkalender steht, und beginnen Sie von dort. In unserem Buch starten wir aber am Anfang – mit Widder.

In unserem Körper beeinflusst die Kraft, die an Widder-Tagen in der Luft liegt, den Kopfbereich bis etwas unterhalb der Nase, einschließlich des Oberkiefers.

> *Die Grundregel lautet hier: Was Sie in den zwei bis drei Widder-Tagen für Kopf, Augen und Nasenregion Gutes tun, wirkt sich doppelt positiv, vorbeugend und heilend aus. Ausnahmen sind Eingriffe und Operationen in diesem Bereich.*

Dass man an Widder-Tagen öfter zu Kopfschmerzen und Migräne neigt, liegt gerade an der kopfbetonten, eher ungeduldigen Widder-Energie. Manchmal hat man an den Tagen zuvor Pflichten vernachlässigt oder manches schleifen lassen und will ausgerechnet jetzt »mit dem Kopf durch die Wand«. Lassen Sie die Wände in Ruhe, versuchen Sie es einfach mit den folgenden Übungen für die Widder-Tage.

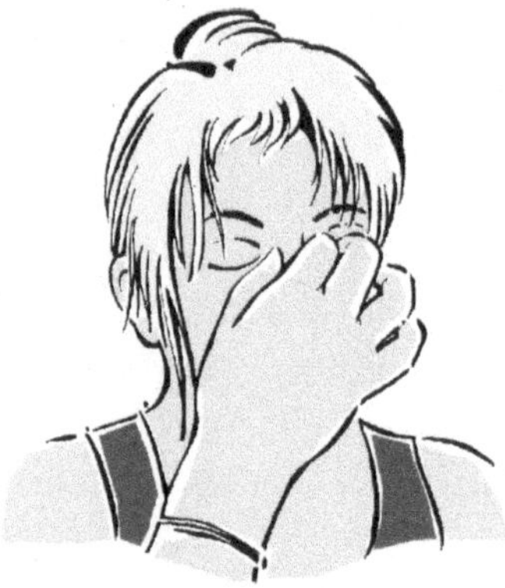

Die erste Widder-Übung

Fassen Sie mit der rechten Hand die Nasenwurzel oder etwas oberhalb und rubbeln und massieren Sie diese kleine Region sanft oder auch etwas fester, solange Sie daran Spaß haben. Legen Sie zwischendurch eine kleine Pause ein und fühlen Sie einmal, welche Wirkung diese einfache Technik hat. Atmen Sie während der Übung langsam und gleichmäßig. Besonders für BrillenträgerInnen eine Wohltat, auch zwischendurch.

Die zweite Widder-Übung

Beginnen Sie mit einer sanften Massage des gesamten Ohrs, vom Ohrläppchen an aufwärts. Das Ohr birgt wie die Füße Reflexzonenpunkte sämtlicher Organe und Körperteile, die durch eine solche Massage fein stimuliert und angeregt werden können. Wer schon einmal eine Ohr-Akupunktur erlebt hat, fühlt die Zusammenhänge und weiß sie zu nutzen.

Eine Kopfmassage, sich selbst verabreicht oder von einer geliebten Person, würde die Widder-Übung ideal ergänzen. Wer auch immer sie vornimmt – hinterher die Hände gründlich mit kaltem Wasser abwaschen, denn über sie wurde vielleicht viel negative Energie aufgenommen (siehe unser Buch *Aus eigener Kraft*, Seite 281 ff.).

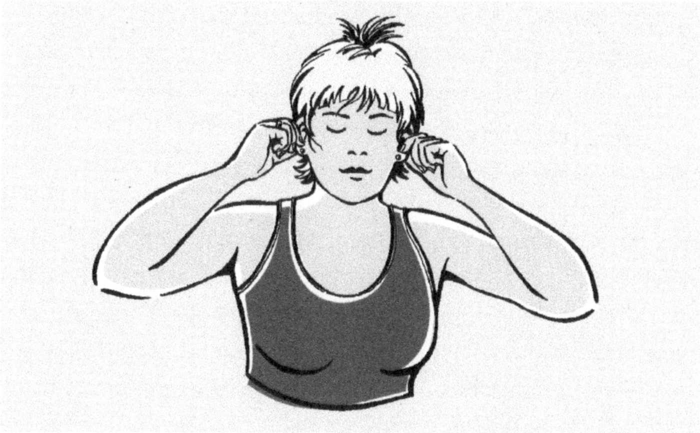

Die dritte Widder-Übung

Tun Sie Ihren Augen etwas besonders Gutes: Lassen Sie sie rollen! Beginnen Sie mit dem Rollen im Uhrzeigersinn, ganz langsam, wobei Sie sich bemühen, wirklich den letzten Winkel zu erfassen, der Ihrem Auge möglich ist. Siebenmal im Uhrzeigersinn, siebenmal gegen den Uhrzeigersinn.

Solche Augengymnastik und Sehübungen helfen an Widder-Tagen sogar dann sehr gut, wenn man schon eine Brille trägt. Brillen zementieren oftmals eine Sehschwäche, die mit entsprechenden Übungen und der Fähigkeit, der Wirklichkeit ins Auge zu schauen, mühelos zu beheben wäre. Reiben Sie zum Schluss fest die Hände aneinander – als ob Sie sich über ein gutes Geschäft oder den erfolgreichen Abschluss eines Vorhabens freuen. Reiben Sie, bis die Hände richtig warm sind (sie müssen ganz leicht nach Schwefel riechen ...). Halten Sie sie dann nebeneinander senkrecht nach oben ans

Gesicht und drücken Sie die warmen Handballen an die geschlossenen Augen, wobei die Finger über den Haaransatz hinaus am Kopf anliegen. Damit sind die Widder-Übungen beendet. Jetzt noch die Abschlussübung, und für die Widder-Tage haben Sie genug getan.

Was Sie sonst noch tun können: Manchmal sieht man's noch in seltsamen alten Filmen. Zwei Frauen unterhalten sich, während die eine der anderen langsam mit einer Bürste durchs Haar fährt, immer wieder und so lange, dass man denkt, sie müsste eigentlich schon längst fertig sein. Dieses Bürsten hatte (und hat) einen besonderen Sinn, der sich Ihnen nur dann erschließt, wenn Sie es ausprobieren: Bürsten Sie sich mit einer Holzbürste hundertmal durchs Kopfhaar. Vielleicht am besten kurz vor dem Schlafengehen. Und fühlen Sie, wie es Ihnen danach geht. Wie Sie dann anders schlafen. Wie Sie anders aufwachen. Probieren Sie es aus – nicht nur an den Widder-Tagen.

Heilkräuter, die bei Kopfschmerzen, Augenbeschwerden (Augentrost) und Problemen mit Nase, Stirn- und Nasennebenhöhlen (Heublumen) gut wirksam sind, entfalten, an Widder-Tagen angewendet, größere Kraft zum Vorbeugen und Heilen. Bei chronischen Störungen ist das Achten auf den Zeitpunkt des Kräutersammelns besonders wichtig. Darüber geben unsere Bücher *Vom richtigen Zeitpunkt* und *Moon Power* genau Auskunft.

Ein altes, gut wirksames Mittel bei erschöpften und angestrengten Augen ist das Benetzen der geschlossenen Augenlider mit dem eigenen Speichel, morgens nüchtern vor Frühstück und Zähneputzen.

Was das Meditieren mit Farben betrifft: Schließen Sie nach der Übung die Augen und stellen Sie sich die gesamte Kopfregion in indigoblaues bis weiß-bläuliches Licht gehüllt vor.

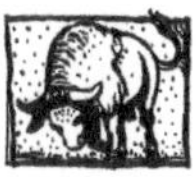

Die Stier-Tage – die Last von der Schulter streifen

Der Eintritt des Mondes in das Tierkreiszeichen Stier markiert Kräfte, die sich im Unterkiefer, Hals und Nacken bemerkbar machen. Zu dieser Region gehören auch Kehlkopf und Schilddrüse.

Die Grundregel lautet: Was Sie in den zwei bis drei Stier-Tagen für den Hals- und Nackenbereich, für Zähne und Mandeln Gutes tun, wirkt sich doppelt positiv, vorbeugend und heilend aus. Ausnahmen sind Eingriffe und Operationen in diesem Bereich.

Die erste Stier-Übung

Diese Übung ist so einfach, dass man an der fabelhaften Wirkung zweifeln könnte, so sehr haben wir uns schon an das »Komplizierte« im Leben gewöhnt. Setzen Sie sich (mit jetzt nach den drei Grundübungen schon belebter und aufrechter Wirbelsäule!) gerade hin, am Bettrand oder sonst wo. Sie können, wenn es sich bequem anfühlt, diese Übung auch auf dem Boden sitzend ausführen.

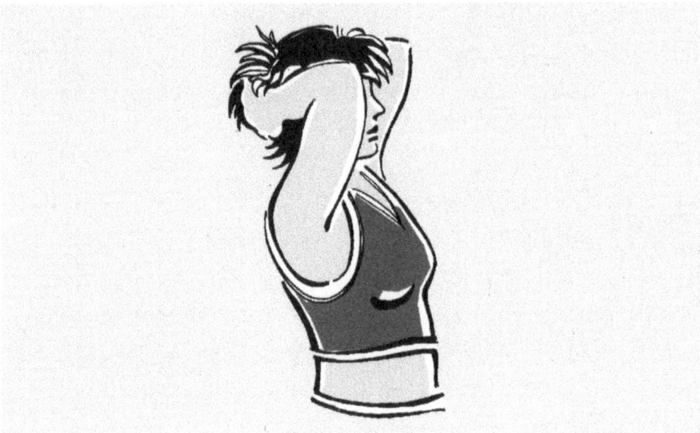

Falten Sie die Hände hinter dem Kopf, nicht im Nacken, sondern weiter oben. Lassen Sie dabei die Ellbogen entspannt herunterhängen, sodass Sie sie aus den Augenwinkeln sehen können.

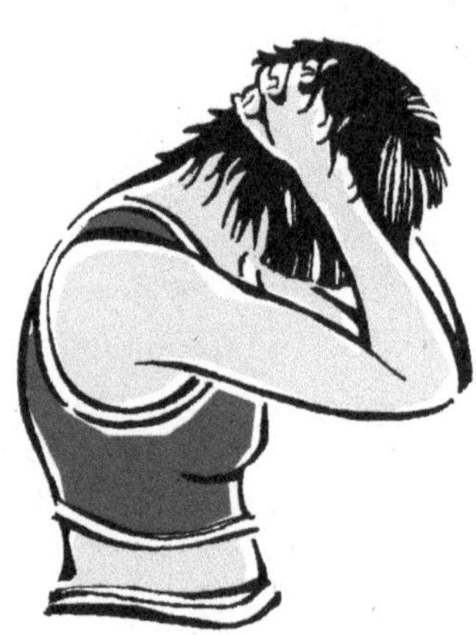

Und nun erlauben Sie dem Gewicht Ihrer Hände und Arme, den Kopf nach vorn sinken zu lassen – bis es nicht mehr weitergeht, bis der Nacken gedehnt ist und Sie fühlen, wie alles da hinten in der Halswirbelsäule aufwacht und die Energien aus der erwachten unteren Wirbelsäule aufgenommen werden.

Wiederholen Sie diese Bewegung mindestens zweimal – jeweils sieben Sekunden lang. Und atmen Sie beim Herabsinken des Kopfes aus. Und fühlen Sie anschließend in sich hinein – wie geht es Ihnen jetzt?

Ein Tipp: Machen Sie sich dieses »Den-Wirkungen-Nachspüren« zur Regel. Bleiben Sie immer am Ball mit Ihrem Bewusstsein und Ihrer wachen Aufmerksamkeit. Versuchen Sie, während der Übungen nicht an kommende Aufgaben oder gestrige Versäumnisse zu denken. Nutzen Sie die Übungen auch zum Abschalten, zur Meditation, zur wohlverdienten Pause. Vor allem auch zum Schärfen Ihrer Sinne und Ihres Gespürs, damit Sie immer souveräner werden, immer unbestechlicher, immer freier von Abhängigkeiten. Das ist nämlich eine der »Nebenwirkungen« dieser Übungen. Nach dieser Übung ist sie munter, die Wirbelsäule, vom Steißbein bis zu den Haarspitzen! Halten Sie inne und genießen Sie kurz das Gefühl.

Die zweite Stier-Übung

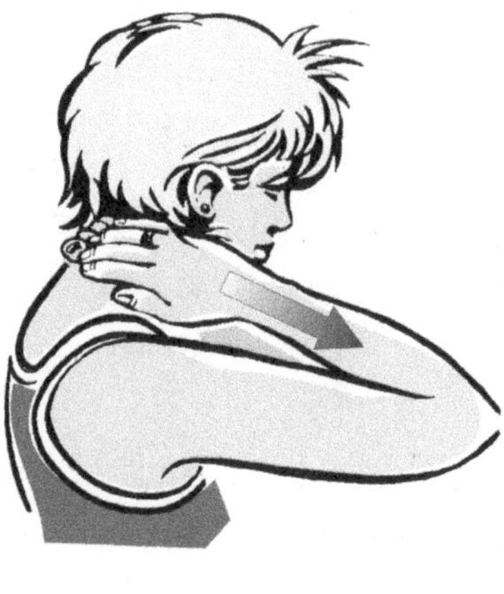

Die speziellen Übungen für die Stier-Energie gehen weiter mit einer sanften Massage. Atmen Sie ein, greifen Sie mit den Händen die Dornfortsätze der Halswirbelsäule und streichen Sie im Ausatmen mit den Fingerspitzen und sanftem Druck nach vorn, bis Sie den Hals seitlich erreichen. Als ob die Finger den Hals nicht festhalten können und wie von allzu glatter Fläche abrutschen. Die Übung wirkt durchblutungsfördernd, lockernd und öffnet Energiebahnen entlang des Halses.

Die dritte Stier-Übung

Für diese sehr wirksame Übung brauchen Sie ein Hilfsmittel, nämlich ein kleines zusammengerolltes Handtuch. Es sollte gerade so dick sein, dass es den Hohlraum gut ausfüllt, den Ihr Hals zum Boden bildet, wenn Sie auf dem Rücken liegen. Mit anderen Worten: Je ausgeprägter Ihr Hinterkopf ist, desto dicker muss diese kleine Nackenrolle sein.

Legen Sie sich also auf den Rücken und schieben Sie die kleine Nackenrolle zwischen Hals und Boden. Pressen Sie nun den Hals sanft in Richtung Boden, als ob Sie ihn wegdrücken und ein möglichst ausgeprägtes Doppelkinn entwickeln wollten.

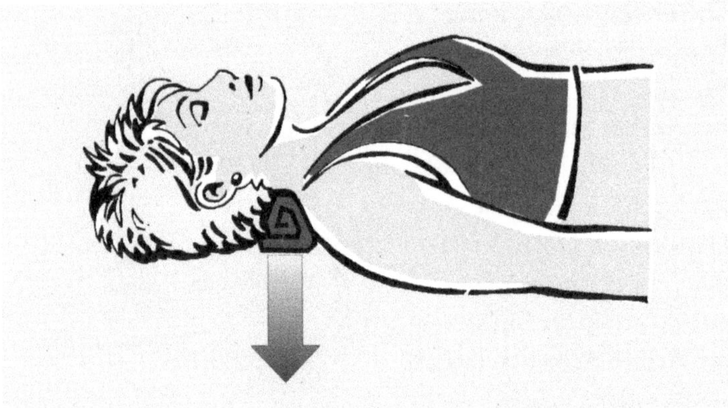

Heben Sie dabei nicht die Hüfte, verzichten Sie auf jede Ausgleichsbewegung im Körper. Atmen Sie zuerst durch die Nase ein und dann, während Sie gegen den Boden drücken, durch den Mund aus. Die Dauer der Übung richtet sich wieder nach Ihrem Gefühl, ansonsten aber sind dreimal sieben Sekunden optimal.

Was Sie sonst noch tun können: Eine gründliche Massage der gesamten Hals-, Nacken- und Schulterpartie ist, wie gesagt, an Stier-Tagen immer eine Wohltat. Aber auch eine ganz einfache Übung erweist sich jetzt als besonders durchschlagskräftig: Nachdem die Ohrläppchen schon zum Tierkreiszeichen Stier gehören, sollten Sie ihnen besondere Aufmerksamkeit widmen. Nehmen Sie sie zwischen Daumen und abgebogenem Zeigefinger und ziehen Sie sie mit sanftem bis festerem Druck nach unten, jeweils siebenmal. Diese Übung weckt viele Kräfte im Körper, vor allem aber die geistigen, verstandesbestimmten Fähigkeiten.

An Stier herrscht die Tagesqualität Kälte: Sie sollten immer etwas wärmer gekleidet aus dem Haus gehen, als es dem Thermometer nach nötig scheint. Zugluft in der Halsregion ist in diesen Tagen der schnellste Weg zum steifen Hals, besonders wenn Sie schwitzen. Halstücher aus Seide sind da ideal als Vorbeugung.

Für das Meditieren mit Farben: Schließen Sie nach der Übung die Augen und stellen Sie sich die gesamte Halsregion vor, wie sie in kräftig blaues Licht gehüllt ist.

Die Zwillinge-Tage – für Hand und Arm

Wandern die Mondkräfte ins Tierkreiszeichen Zwillinge, so berühren sie im Körper Schultern, Arme, Hände und ein wenig auch schon die Lungentätigkeit.

Die Grundregel lautet wieder: Was Sie in den zwei bis drei Zwillinge-Tagen für die Schultern, Arme und Hände Gutes tun, wirkt sich doppelt positiv, vorbeugend und heilend aus. Ausnahmen sind Eingriffe und Operationen in diesem Bereich.

Auch die Zwillinge-Tage sind generell geeignet, um einer geplagten und verspannten Schultermuskulatur Wohltaten zu erweisen; gezielte Gymnastik und Massage können jetzt Wunder wirken. Ein späterer Muskelkater wäre ein positives Zeichen, weil der Körper damit signalisiert, dass er mit Entgiften beschäftigt ist. Andererseits können Sie Muskelkater von vornherein verhindern. Lesen Sie dazu Seite 245 ff.

Die erste Zwillinge-Übung

… scheint wieder simpel, wirkt jedoch sagenhaft: Lassen Sie Ihre Arme wie Windmühlenflügel kreisen! Beginnen Sie mit dem rechten Arm und wechseln Sie dann zum linken. Mindestens siebenmal rückwärts- und dann siebenmal vorwärtskreisen, nach Gefühl auch häufiger. Lassen Sie ab dem siebten Mal den Arm schwingen, als ob er von selbst rotiert, ohne Kraftanstrengung.

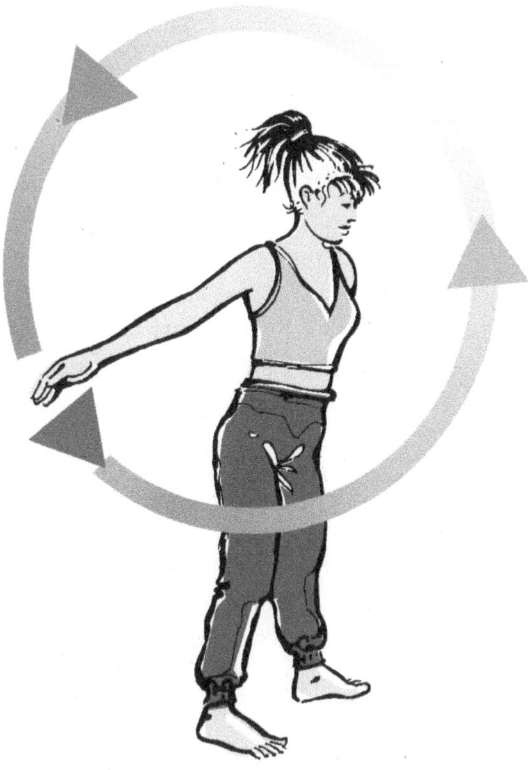

Vergessen Sie das Atmen nicht; setzen Sie das Kreisen so lange fort, bis sich die Hände gespannt und »aufgeblasen« anfühlen, und hören Sie dann auf. Wieder geht es nicht um sportliche Leistungen! Abschließend halten Sie die Hände kurz senkrecht in die Luft, bis sie nicht mehr gerötet sind. Und dann fühlen Sie in sich hinein und genießen Sie.

Die zweite Zwillinge-Übung
Winkeln Sie im Stehen oder Sitzen die Arme an und ballen Sie die Hände leicht zu Fäusten, ohne stark zu spannen. Lassen Sie in dieser Stellung nun die Schultern kreisen, siebenmal vorwärts und siebenmal rückwärts – jeweils dreimal. Dabei während der Kreisbewegungen ausatmen und in den kurzen Pausen dazwischen einatmen.

Wenn es keine Probleme bereitet, dann strecken Sie die Arme seitlich aus; spreizen Sie die Finger und kreisen Sie wieder mit den Schultern. Der Nacken darf sich dabei nicht anspannen. Sollte es zu sehr knacksen und krachen, so reduzieren Sie die Kreise.

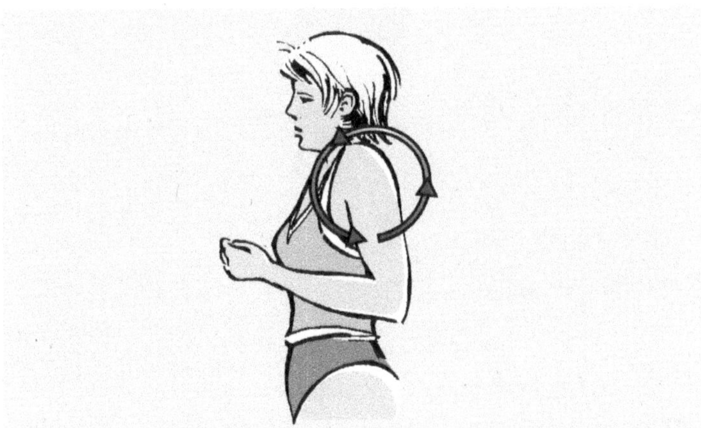

Von dieser Übung entspannen können Sie, indem Sie Ihre Arme nach vorn ausstrecken und einen Katzenbuckel machen, die Oberarme an die Ohren angelegt.

Die dritte Zwillinge-Übung

Bei dieser Übung im Stehen lassen Sie die Arme fliegen! Nach vorn etwa so weit wie in der Abbildung, nach hinten bis zum »Anschlag«. Aber nicht gewaltsam, sondern so weit, bis Ihre Schultergelenke freundlich »Genug!« sagen. Es darf aber ruhig ein wenig in den Gelenken »ziehen«. Im Laufe der Zeit wird sich dieser Anschlag noch weiter nach hinten verschieben, aber das ist vorerst nicht wichtig.

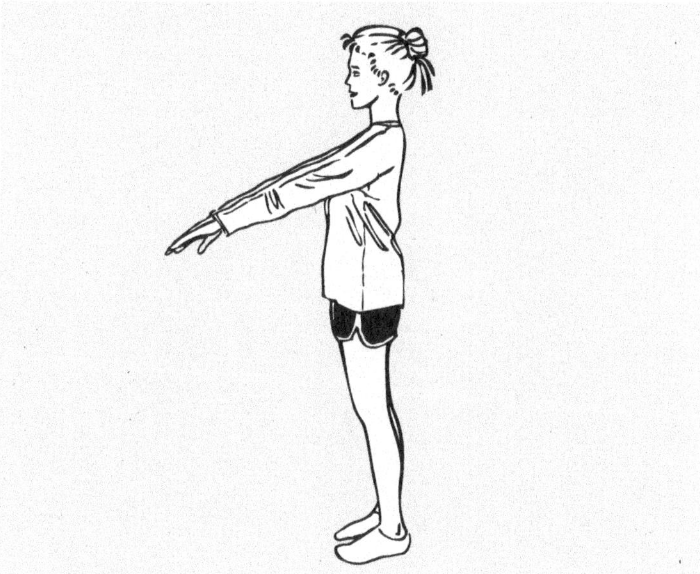

Wichtig ist Ihre Handhaltung: Die Handrücken zeigen immer nach vorn, sowohl bei der Vorwärtsbewegung als auch rückwärts. Die Atmung sollte so verlaufen, dass Sie in der Vorwärtsbewegung einatmen, in der Rückwärtsbewegung aus. Ihr Gefühl wird Ihnen den Weg weisen.

Und die Häufigkeit? Zu Beginn der Mondgymnastik genügt es, die Bewegung siebenmal zu machen, später dann 14-mal und schließlich nach einigen Wochen, wenn es passt, 21-mal. Wobei Sie die Handhaltung beliebig oft wechseln können.

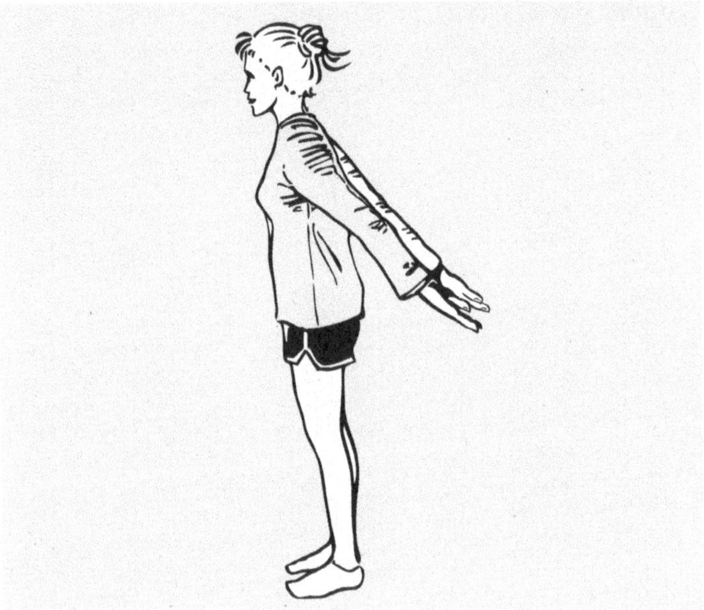

Fortgeschrittene können den guten Effekt dieser Übung steigern, wenn sie zusätzlich eine leichte Hantel benutzen. Wenn das Straffen Ihrer Oberarme Ihr Wunsch ist, führen Hanteln schneller zum Ziel.

Tipp: Grundsätzlich sorgt regelmäßiges Schwimmen am erfolgreichsten für straffe Haut an den Oberarmen (Sie sollten aber tatsächlich regelmäßig 10 bis 20 Minuten schwimmen). Gerade deshalb wäre diese einfache Mondgymnastik zu empfehlen, weil nicht jeder eine Möglichkeit zum Schwimmen hat.

Was Sie sonst noch tun können: Rheumatische Beschwerden im Schulterbereich sprechen an Zwillinge besonders gut auf geeignete Salben an. Damit sie langfristig wirken, machen sie aber in erster Linie eine Entgiftung und Entsäuerung des Körpers notwendig. Dazu gibt es eine Vielzahl von Möglichkeiten, etwa Brennnesseltee, bei abnehmendem Mond zwischen 15 und 19 Uhr getrunken, als Frühjahrskur.

Physikalische Therapie (Massagen, chiropraktische Maßnahmen, Bäder etc.) ist besonders wirksam bei abnehmendem Mond in den Zwillingen. Vielfach verschwinden Schulterschmerzen auch, wenn ein in der Akupunktur erfahrener Heilpraktiker den Dickdarm-Meridian behandelt. Über einige Zusammenhänge können Sie sich ab Seite 195 informieren.

Zu leichte Kleidung bei kühlem Wetter oder Auto fahren mit starkem Gebläse dagegen wirkt auch an Zwillinge belastend. Rheumakranke haben manchmal an Zwillinge-Tagen Beschwerden, doch der Grund dafür liegt oft in einem Wetterumschwung, der nicht selten während dieser Zeit stattfindet.

Was das Meditieren mit Farben betrifft: Schließen Sie nach der Übung die Augen und stellen Sie sich Schultern, Arme und Hände in hellblaues Licht gehüllt vor.

Die Krebs-Tage – für die Atemkraft

Die Kraft, die der Mond im Tierkreiszeichen Krebs anzeigt, wirkt auf Brust und Lunge, aber auch auf Magen, Leber und Galle.

Die Grundregel lautet: Was Sie in den zwei bis drei Krebs-Tagen für Brust, Lunge, Magen, Leber und Galle Gutes tun, wirkt sich doppelt positiv, vorbeugend und heilend aus. Ausnahmen sind Eingriffe und Operationen an diesen Organen.

Die erste Krebs-Übung

… ist in vielfacher Hinsicht eine »Energie«-Arbeit. Unter anderem regt sie den Gallen-Meridian an, der durch kaum eine andere Übung so gut in Schwung kommt. Ein weiterer, oftmals höchst erwünschter Effekt ist ein schöner Busen.

Heben Sie die Arme in Brusthöhe, umfassen Sie mit der rechten Hand den linken Unterarm und mit der linken Hand den rechten Unterarm. Und jetzt versuchen Sie – auf Brusthöhe bleibend –, mit den Händen den jeweils anderen Arm in Richtung Ellbogen zu schieben. Gleichzeitig leisten Sie aber so viel Widerstand mit den Armen, dass es nicht geht. Schieben Sie den Kopf ganz leicht nach vorn. Steht er nämlich genau senkrecht, so neigen die Nackenmuskeln dazu mitzuarbeiten und sich etwas zu verspannen.

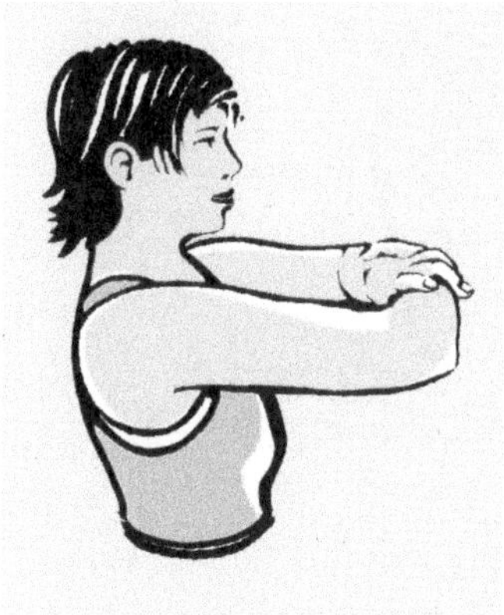

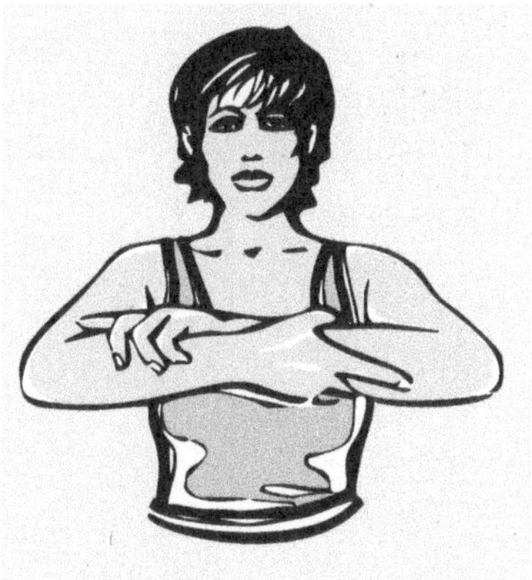

Dabei zählen Sie bis drei, atmen langsam aus, entspannen sich dann und atmen ein.

Wiederholen Sie die Übung anfangs siebenmal, später nach Gefühl häufiger.

Die Übung ist dann richtig ausgeführt, wenn Sie an der Brust Muskelgruppen sanft gespannt fühlen, von denen Sie nicht wussten, dass sie existieren (vor dem Spiegel gut sichtbar).

Zur zweiten Krebs-Übung

… heißt's »auf die Knie«: Gehen Sie in den Vierfüßlerstand und fallen Sie dabei leicht ins Hohlkreuz. Lassen Sie nun den Oberkörper nach unten sinken, nach vorn, zurück nach oben, die Augen dabei nach vorn gerichtet. Die Übung spannt stark an den Oberarmen; achten Sie darauf, dass die Spannung nicht zu stark wird und in Verkrampfen mündet.

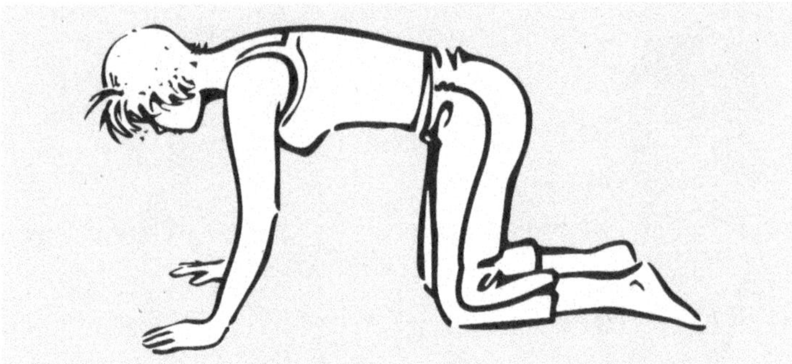

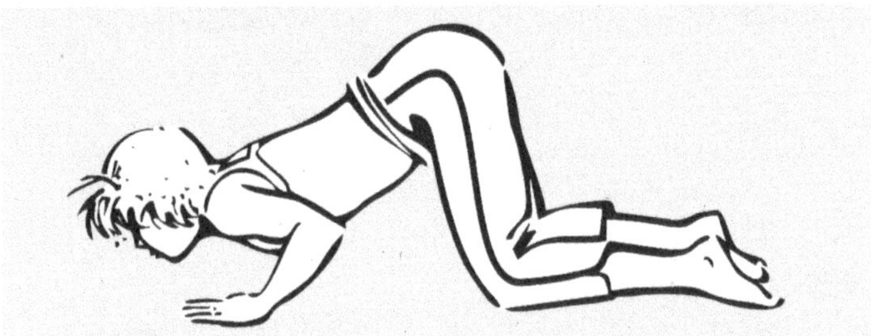

Atmen Sie aus bei der Abwärtsbewegung und wieder ein, wenn Sie die Ausgangsstellung erreicht haben. Nach jedem dritten Mal machen Sie einen Katzbuckel nach oben und lassen sich langsam wieder ins Hohlkreuz sinken. Wenn Sie Freude daran haben und Pfeffer in den Armen, können Sie bei dieser Übung auch gleichzeitig ein Kind auf Ihrem Rücken reiten lassen.

Die dritte Krebs-Übung

Bis auf eine vielleicht hörbare Atmung erfolgt jede Mondgymnastik-Übung in aller Stille – mit einer Ausnahme, die

Sie jetzt kennenlernen: Die Ha!-Übung für die Krebs-Energie! Sie geht so:

Sie stehen aufrecht und strecken Hände und Arme aus zum Himmel. Ausgestreckt bilden die Arme ein großes V. Die Hände öffnen Sie, als ob Sie etwas auffangen sollen, was genau senkrecht über Ihnen vom Himmel fällt.

In der Ausstreckbewegung nach oben atmen Sie ein.

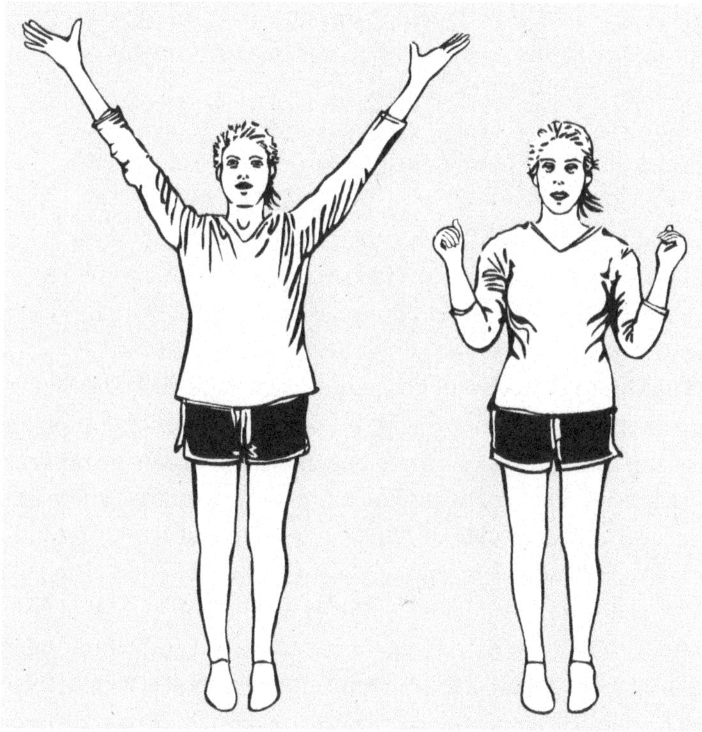

Stellen Sie sich jetzt vor, Sie haben mit den Händen etwas gefangen, das Sie ganz schnell zu sich herunterziehen wollen. Die Oberarme sausen nach unten, legen sich an Ihren Oberkörper an (können ruhig ein wenig anprallen, als ob Sie seitlich »anklopfen« wollen), die Unterarme bleiben aber senkrecht nach oben gerichtet, die Hände ballen sich zur Faust (Abbildung S. 125 rechts). Die Abwärtsbewegung begleiten Sie nun im Ausatmen mit einem kurzen, kräftigen, laut ausgerufenen »Ha!«. Das fällt sicher ganz leicht und fühlt sich natürlich an, wenn Sie den Ruf gleichzeitig mit dem Anprall Ihrer Unterarme an den seitlichen Brustkorb ausstoßen.

Wenn Sie Angst haben, mit dem Rufen irgendjemanden zu stören, dann am besten die Übung gleich gemeinsam mit Mitbewohnern oder Nachbarn machen! Das befreit und wirkt »einladend«. Notfalls können Sie diese Übung auch leise machen und fest ausatmen beziehungsweise »auspusten«.

Abschlussübung – und das gute Gefühl genießen!

Was Sie sonst noch tun können: Wussten Sie, dass sich Leber und Galle nach Mitternacht am besten regenerieren? Wenn Sie mit diesen Organen Probleme haben, sind warme bis sehr warme Wickel an Krebs-Tagen eine wunderbare Sache, um heilend zu unterstützen. Machen Sie sich fast heiße Heublumensäckchen und legen Sie sie etwa zwei Stunden lang auf. Wer unter Rheuma leidet, sollte an Krebs (auch an Skorpion oder Fische!) die Bettwäsche nicht auf dem Fensterbrett oder dem Balkon lüften. Die Feuchtigkeit bleibt in den Federn, was sich ungünstig auf die Erkrankung auswirken kann. Oft genügt an den Krebs-Tagen eine durchwachte Nacht, um am nächsten Tag mit geschwollenen Augenringen zu erwachen und sich völlig gerädert zu fühlen. Die Leber hatte Schwerarbeit zu leisten und konnte sich nicht regenerieren. Auch der Magen spielt an den Krebs-Tagen gelegentlich verrückt (Aufstoßen, Sodbrennen). Eine leichte Kost ist deshalb jetzt anzuraten.

Meditieren mit Farben? Schließen Sie nach der Übung die Augen und stellen Sie sich die gesamte Brustregion in grünes Licht gehüllt vor.

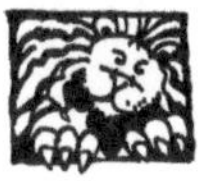

Die Löwe-Tage – Gutes fürs Herz

Die intensive Kraft der Löwe-Tage wirkt auf Herz und Kreislauf sowie auf Rücken und Zwerchfell.

> *Die Grundregel lautet: Was Sie in den zwei bis drei Löwe-Tagen für Herz und Kreislauf Gutes tun, wirkt sich doppelt positiv, vorbeugend und heilend aus. Ausnahmen sind Eingriffe und Operationen.*

Bei der Löwe-Übung ist es besonders wichtig, keine Armbanduhr zu tragen. Heutige batteriebetriebene Quarzuhren, aber auch viele andere Uhren (aufgrund ihrer Materialien) haben einen negativen Einfluss auf Kreislauf und Stimmung. Sie verstärken generell das ohnehin schon hohe Stress- und Belastungsniveau, dem wir ausgesetzt sind.

Die erste Löwe-Übung

Ist es nicht schön, ermutigend und berührend, wenn man manchmal sehr alten Menschen begegnet, die mit viel Jüngeren an körperlicher und geistiger Wendigkeit und Lebenskraft mithalten können? Nicht im Sinne eines Rivalitätsgedankens, sondern als Ausdruck ihrer ungebrochenen Lebensfreude. Sie wissen genau, was wir meinen, wenn Sie beispielsweise an Johannes Heesters denken – an Picasso, an viele weitere bejahrte Künstler, die sicherlich zu keinem Zeitpunkt ihres Lebens einem ersehnten Ruhestand entgegendämmerten.

Diese Menschen haben das Leben, die Welt umarmt. Das wollen wir auch tun. Ja, *die Welt umarmen* – so könnte man diese Übung nennen. Sie wird im Sitzen oder im Stehen durchgeführt.

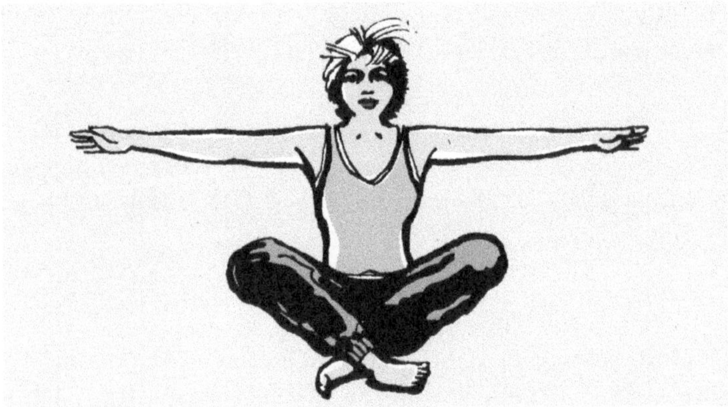

Breiten Sie Ihre Arme seitlich aus. Ganz waagerecht ausstrecken, das ist wichtig! (Vielleicht am Anfang vor dem Spiegel üben, man neigt dazu, die Arme zu hoch zu halten.) Mit ausgestreckten Fingern. Als ob Sie herausfinden wollen, wie groß Ihre Flügelspannweite ist. Als ob Sie Ihren besten Freund, Ihre beste Freundin nach langer Abwesenheit willkommen heißen.

Halten Sie die Arme in dieser Stellung anfangs drei, später sieben Sekunden lang. Achten Sie auf einen geraden Nacken – wie ein eleganter Turmspringer. Nicht den Kopf nach vorn schieben wie ein Geier. Nach sieben Sekunden entspannen Sie.

Und jetzt ballen Sie Ihre Fäuste, so fest Sie es für gut halten. Männer sollten gut spüren, ob die Fingernägel wieder geschnitten werden müssten oder nicht. Frauen ballen die Fäuste gerade so fest, dass nichts abbricht … In dieser Haltung verharren Sie ebenfalls drei oder sieben Sekunden lang.

Öffnen Sie dann wieder die Hände, ganz weit, alle Finger ausgestreckt, so weit es geht. Ihre größte Spannweite! Wieder drei Sekunden lang, oder sieben.

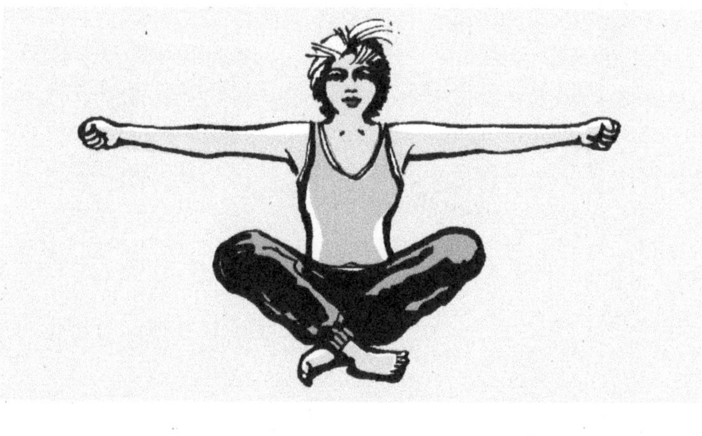

Wiederholen Sie diese Übung so oft, bis Sie in den Unterarmmuskeln den Energiefluss spüren. Oder ganz nach Gefühl, am besten zu Beginn insgesamt nur eine Minute lang. Die Atmung kann sich nach Gefühl entwickeln, bei uns funktioniert das Einatmen beim Ballen der Fäuste gut, das Ausatmen beim Ausstrecken der Finger.

Und fühlen Sie dann, was diese Übung und Ihr Körper jetzt für Sie tun.

Diese Übung ist eine der besten Kreislauf-Übungen, die wir kennen. Wenn Sie einmal müde sind und sich keine Erholungspause leisten können oder wollen, wenn Sie gleichzeitig auf Kaffee verzichten wollen, dann kann Ihnen diese Übung in Minutenschnelle zum nötigen Schwung verhelfen. Mit dieser Übung können Sie den frischen Wind, den die Löwe-Energie in all Ihre Absichten und Unternehmungen bringt, ideal nutzen.

Die zweite Löwe-Übung

Streichen Sie sanft mit Zeige- und Mittelfinger den Herz-Meridian der jeweils anderen Hand hinauf. Der Meridian beginnt an der Innenseite des kleinen Fingers, wandert über die Innenseite von Unter- und Oberarm bis zur Achselhöhle.

Atmen Sie langsam aus, während Sie den Meridian verfolgen. Atmen Sie sehr langsam ein, bevor Sie ein weiteres Mal den Arm hinaufwandern. Die Übung wiederholen Sie so lange, bis das Gefühl Ihnen sagt: »Genug!«.

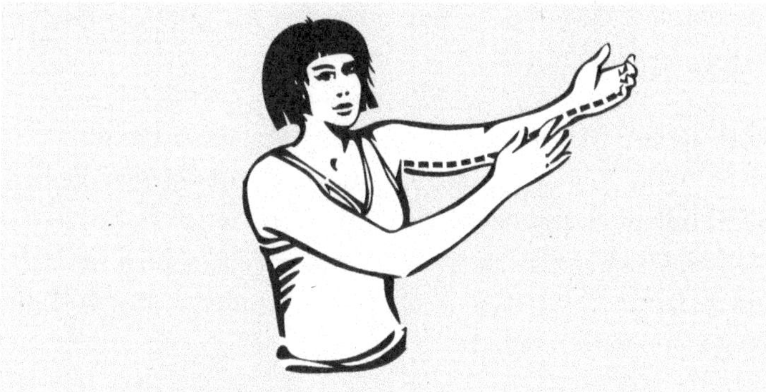

Die dritte Löwe-Übung

Diese Übung stimuliert die Herzregion auf sanfte, aber sehr wirksame Weise, ohne Anstrengung, ohne Kreislaufbelastung, ohne Aufregung. Ideal morgens vor dem Aufstehen, aber auch abends, weil sie nicht so stark anregt, dass Sie dann nicht mehr zur Ruhe kommen.

Sie ist so einfach, dass man die Wirkung erlebt haben muss, sonst könnte man es nicht glauben:

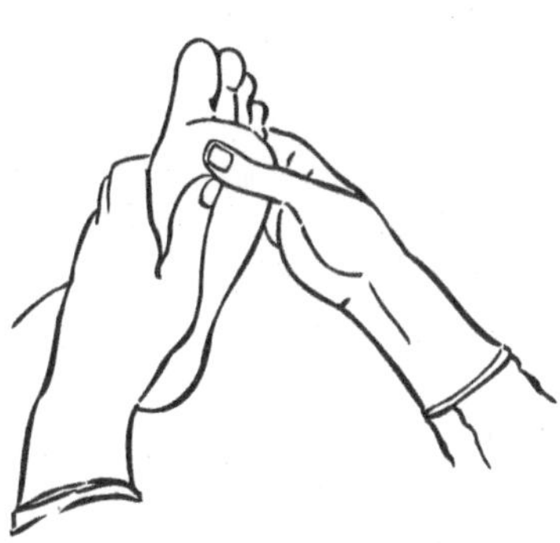

Nehmen Sie sich auf der Fußsohle des rechten Fußes den großen Ballen unterhalb der großen Zehe vor und massieren, drücken, kneten Sie ihn. Tun Sie das so lange, bis Sie das Gefühl »Genug!« haben. Wechseln Sie dann zum linken Fuß, tun Sie dort dasselbe, bis sich auch hier das gute Gefühl einstellt, dass es genug ist.

Eine andere Möglichkeit für diesen Weg der Anregung der Herzregion: Reiben Sie einfach im Sitzen oder Liegen die beiden Fußballen gegeneinander, so als ob Sie etwas abstreifen wollen. Das können Sie zu jeder Zeit machen, auch im Büro unter dem Schreibtisch! Einfach die Schuhe runter und die Ballen aneinanderreiben!

Was Sie sonst noch tun können: Untrainierte Sportler können an Löwe-Tagen leicht aus der Puste geraten, weil ja Kreislauf und Herz stärker »bestrahlt« sind. Gerade an Löwe-Tagen sollte man sich nicht überanstrengen, wobei natürlich keinesfalls die normalen körperlichen Betätigungen gesunder Menschen gemeint sind. Jeder übertriebene Konsum von Genussmitteln (Kaffee, Alkohol, Nikotin, Süßigkeiten) wirkt sich an Löwe ungünstig auf einen zu hohen Blutdruck aus. Vielleicht interessant für Sie: Blutdrucksenkende, natürlich wirksame Kräuter sind Mistel, Knoblauch, Bärlauch, Zwiebel und Zinnkraut.

Was das Meditieren mit Farben betrifft: Schließen Sie nach der Übung die Augen und stellen Sie sich das Herz in grünes Licht gehüllt vor.

Die Jungfrau-Tage – fit in den Eingeweiden

Die besondere Kraft der Jungfrau-Tage macht sich an der Tätigkeit der Verdauungsorgane bemerkbar. Sie wirkt auf Dünn- und Dickdarm, Milz und Bauchspeicheldrüse.

Die Grundregel lautet: Was Sie in den zwei bis drei Jungfrau-Tagen für die Verdauung, für Milz und Bauchspeicheldrüse Gutes tun, wirkt sich doppelt positiv, vorbeugend und heilend aus. Ausnahmen sind Eingriffe und Operationen in diesem Bereich.

Kaum eine Muskelgruppe des Körpers ist in der Vergangenheit schlechter behandelt worden als unsere Bauchmuskeln. Nicht dass die Trainingsweisen keinen Erfolg gehabt und zu den begehrten Waschbrettbäuchen geführt hätten. Aber der Preis war zu hoch, denn die meisten der verbreiteten Techniken – beispielsweise das »Klappmesser« – belasteten die Wirbelsäule viel zu stark (siehe auch Seite 295 ff.). Unsere Übungen gehören zu den wenigen ohne solche Nebenwirkungen und schaden obendrein dem Rücken garantiert nicht.

Die erste Jungfrau-Übung

… kräftigt unter anderem wichtige Atemmuskeln, nämlich die Zwischenrippenmuskeln.

Die Ausgangsstellung für diese Übung ist die Rückenlage. Die Beine sind aufgestellt, Ober- und Unterschenkel bilden ungefähr einen rechten Winkel – Füße, Lenden- und Brustwirbelsäule und Hinterkopf liegen flach auf dem Boden.

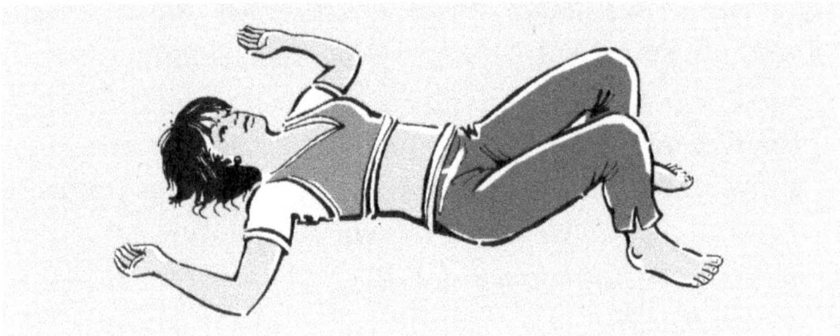

Legen Sie die Arme nun in U-Form hinter den Kopf (Oberarme vom Körper abspreizen, Unterarme rechtwinklig nach oben – wie »Hände hoch!« im Liegen). Spannen Sie nun die Bauchmuskeln an und heben Sie im Ausatmen, langsam und gleichmäßig, Kopf, Oberkörper, Schultern und Arme von der Unterlage ab, so weit es Ihnen ohne große Anstrengung möglich ist. Halten Sie diese Stellung drei Sekunden lang.

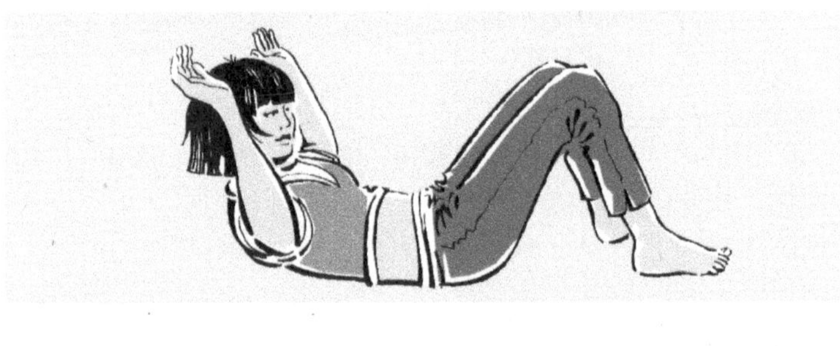

Kehren Sie dann langsam wieder zum Boden zurück und wiederholen Sie den Ablauf siebenmal. Dabei immer auf dem Boden einatmen und im angespannten Zustand ausatmen.

Die zweite Jungfrau-Übung

Wieder befinden Sie sich in Rückenlage, Arme eng am Körper liegend. Strecken Sie nun zuerst ein Bein, dann alle beide in die Luft und lassen Sie jetzt die Beine sich bewegen, wie Sie es wollen. Zusammen, gegrätscht, seitlich und nach vorn und hinten auseinander, beugen und strecken Sie die Beine abwechselnd. Die wichtigste Bewegung ist hier die Schere.

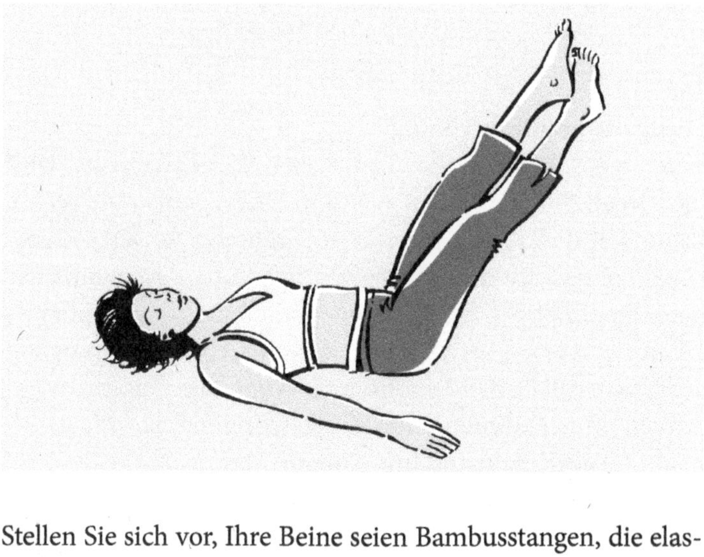

Stellen Sie sich vor, Ihre Beine seien Bambusstangen, die elastisch im Wind hin und her schwanken. Die Lendenwirbelsäule und das Gesäß bleiben dabei flach auf dem Boden liegen.

Die Atmung ist hier nicht ganz so wichtig, Sie sollten nur keinesfalls den Atem anhalten, während Sie die Beine bewegen. Die erste Grundübung, nochmals ausgeführt, eignet sich hier übrigens besonders zur Entspannung vor der Abschlussübung.

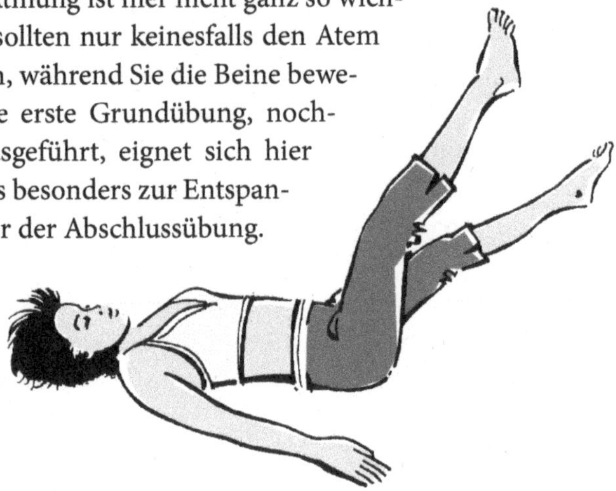

Die dritte Jungfrau-Übung

Legen Sie sich auf den Rücken, ziehen Sie die Beine an. Und jetzt legen Sie den linken Fuß aufs rechte Knie. Die rechte Hand soll den Kopf unterstützen, während Sie jetzt versuchen, die rechte Schulter langsam dem linken Knie anzunähern. Der Ellbogen bleibt hinten, und der Blick geht zum linken Knie. Wichtig ist, dass die Bauchmuskeln diese Bewegung ausführen, nicht der Arm hinterm Kopf. Das Ausatmen geschieht immer während der Muskelspannung, das Einatmen beim Zurücksinken und Entspannen.

Halten Sie die Spannung sieben Sekunden lang und entspannen Sie sich dann die gleiche Zeit. Daran anschließend wechseln Sie, bis Sie jede Seite insgesamt dreimal bewegt haben.

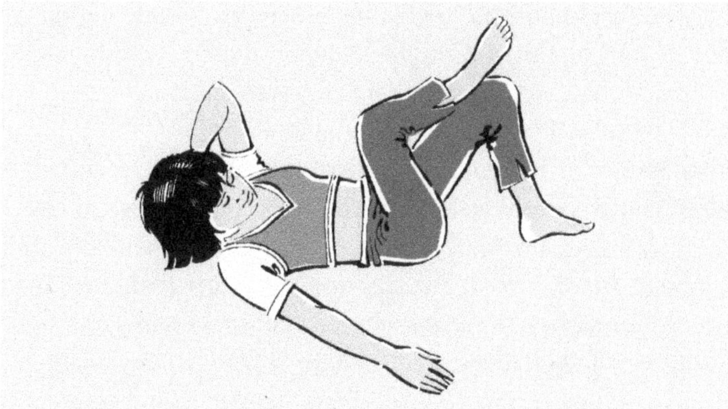

Anmerkung:
Vielleicht ist an dieser Stelle eine Anmerkung von Nutzen: Über Jahre und Jahrzehnte hinweg lehrten manche Selbsterfahrungsschulen, dass es sinnvoll sei, die Bauchmuskeln beim Sitzen, Gehen, Meditieren usw. so entspannt wie möglich zu halten. Das Gegenteil ist der Fall: Die Bauchmuskeln sollten öfters leicht angespannt sein, das ist ihr natürlicher Zustand, solange wir nicht schlafen oder in tiefer Entspannung ruhen. Unsere Eingeweide sind so gebaut und eingerichtet, dass sie hinter einer senkrechten Schutzwand am besten aufgehoben sind. Das ständige Nachvornefallen, das bei einer Entspannung der Bauchmuskeln eintritt, tut dem Gefüge unserer inneren Organe nicht gut. Auf jeden Fall hat ein »Hängebauch« absolut nichts mit bewusster Entspannung gemein. Auch seelisch hat dieses Fallenlassen Folgen: Es kommt viel eher zu einem allgemeinen Wurstigkeitsgefühl, zu Lustlosigkeit und Gleichgültigkeit. Es verstärkt sich die Neigung, andere Leute einzuspannen und ihnen Dinge aufzu-

bürden, für die man selbst verantwortlich ist. Zusammengefasst: Die dritte Jungfrau-Übung wirkt genau dieser Tendenz entgegen und hilft, den Bauch »wach« zu halten.

Was Sie sonst noch tun können: An Jungfrau gesammelte Heilkräuter fördern nicht nur die Verdauungstätigkeit, sondern sind auch für Blut, Nerven und Bauchspeicheldrüse eine Wohltat. Besonders ein Blutreinigungstee, etwa mit an Jungfrau gesammelten Brennnesseln, verfehlt nicht seine gute Wirkung. Der Wintervorrat sollte erst im September angelegt werden, wenn Jungfrau wieder im abnehmenden Mond auftaucht.

Magen- und darmempfindliche Menschen bekommen in den Jungfrau-Tagen oft Probleme mit der Verdauung. Auf schwere oder fettreiche Speisen zu verzichten fällt vielen Menschen nicht leicht, doch zumindest in diesen zwei bis drei Tagen wäre es ein großer Vorteil.

Sehr bewährt hat sich eine Übung speziell für die Verdauungsorgane: Ziehen Sie morgens vor dem Aufstehen im Liegen zuerst das rechte Knie eine Minute lang mit beiden Händen an die Brust, dann eine Minute lang das linke Knie und schließlich eine Minute lang beide Knie. Mittels dieser Übung wurden sogar hartnäckige Fälle von Verstopfung behoben, manchmal innerhalb von zwei bis drei Tagen. Die Wirkung beruht auf der sanften Druckbewegung von rechts nach links, in die der Dickdarm versetzt wird – der natürliche Wanderweg verdauter Nahrung.

Was das Meditieren mit Farben betrifft: Schließen Sie nach der Übung die Augen und stellen Sie sich Bauch und Verdauungsorgane in gelbes Licht gehüllt vor.

Die Waage-Tage – Schwung für die Hüfte

Die Kraft der Waage-Tage macht sich besonders im Hüftbereich sowie an Blase und Nieren bemerkbar.

> *Die Grundregel lautet: Was Sie in den zwei bis drei Waage-Tagen für die Hüfte sowie für Nieren und Blase Gutes tun, wirkt sich doppelt positiv, vorbeugend und heilend aus. Ausnahmen sind Eingriffe und Operationen in diesem Bereich.*

Die erste und zweite Grundübung sind natürlich eine wunderbare Basis für die Beweglichkeit der Hüften. Es würde sich auszahlen, sie an den Waage-Tagen etwas öfter und intensiver durchzuführen.

Die erste Waage-Übung

Versuchen Sie im Stehen, das rechte Bein ganz gerade nach oben zu ziehen, als ob Sie es in die Hüfte einziehen wie ein hydraulisches Fahrwerk. Heben Sie dabei die Fußspitzen an und atmen Sie langsam aus.

Halten Sie das Bein sieben Sekunden lang »eingezogen«, während Sie weiterhin langsam ausatmen. Entspannen Sie dann sieben Sekunden lang, auf beiden Beinen im Gleichgewicht stehend. Wechseln Sie anschließend zum linken Bein. Vollführen Sie diese Übung insgesamt jeweils dreimal.

Sie können sich dabei auch leicht an einer Wand abstützen

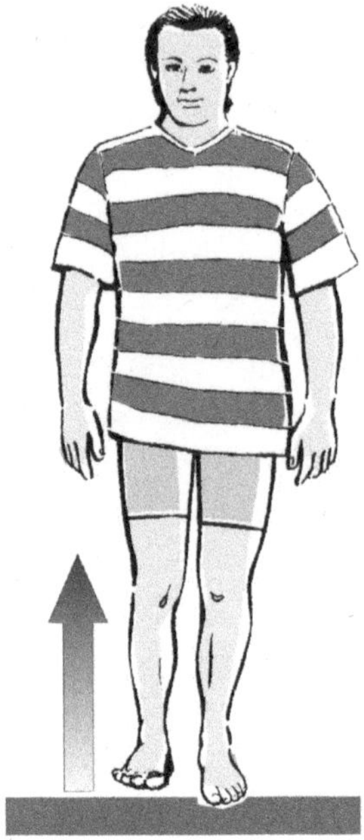

oder am Tisch festhalten, um gutes Gleichgewicht zu bewahren.

Wenn Sie mit dieser Übung fertig sind, versuchen Sie noch einmal, mit den Händen den Boden zu erreichen. Verblüffend, nicht wahr?

Sie können diese Übung auch im Liegen machen:

Legen Sie sich dazu auf den Rücken und schieben Sie vielleicht ein kleines Kissen unters Kreuz, um eine Hohlkreuzbildung zu vermeiden. Bei der ersten Version werden die Beine eingezogen, bei der zweiten ausgefahren:

Schieben Sie nun im Ausatmen die Ferse zuerst des rechten Beins

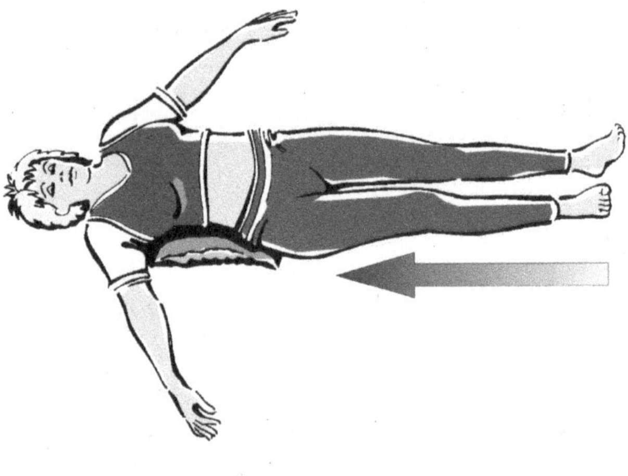

nach vorn, als ob Sie es so lang machen wollten wie nur möglich. Halten Sie dabei die Fußspitzen nach oben gerichtet und »schieben« Sie sieben Sekunden lang. Entspannen Sie, atmen Sie tief ein und wechseln Sie dann zum linken Bein, das Sie wiederum sieben Sekunden lang »ausgefahren« halten. Machen Sie auch diese Übung insgesamt dreimal.

Die zweite Waage-Übung
... ist ganz einfach:

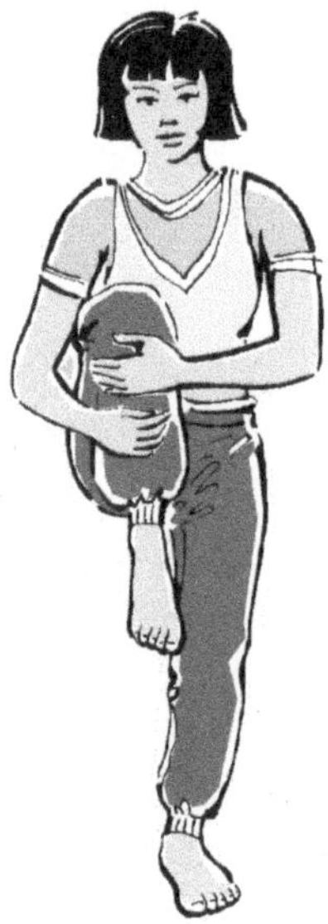

Im Stehen ein Knie möglichst bis zur Brust hochziehen, dabei ausatmen. Erst rechts, dann links, jeweils sieben Sekunden lang und dreimal. Einatmen, wenn Sie mit beiden Beinen auf dem Boden stehen.

Dabei können Sie sich selbstverständlich irgendwo ganz leicht anlehnen, wenn das Gleichgewicht noch nicht stimmt. Sie werden im Lauf der Zeit merken, wie sehr die Mondgymnastik-Übungen zur Verbesserung des Balancegefühls beitragen.

Die dritte Waage-Übung
Legen Sie sich auf die rechte Seite und halten Sie das rechte Bein leicht angewinkelt. Mit der linken Hand stützen Sie sich ein wenig vom Boden ab, den rechten Arm halten Sie bequem ausgestreckt nach oben, der Kopf ruht darauf.

Strecken Sie nun das linke Bein ganz gerade aus, Knie durchgedrückt, und heben Sie es vom Boden ab – nur so weit nach oben, dass das Becken nicht nach hinten kippt. Dabei stellen Sie sich vor, wie die Ferse nach oben zur Decke gerichtet ist. Das Gefühl, die Ferse zeige nach oben, stellt sich viel früher ein, als dass es tatsächlich passiert, aber allein dieser Eindruck genügt schon.

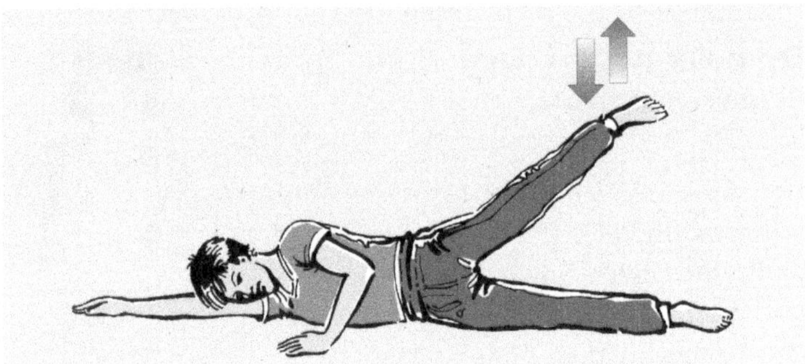

Atmen Sie dabei aus und halten Sie die Spannung sieben Sekunden lang. Wiederholen Sie die Übung noch zweimal mit dem linken Bein und wechseln Sie dann die Seite.

Was Sie sonst noch tun können: Waage-Tage im Sommer wirken zwar meist hell, warm und luftig, doch zu Blasen- und Nierenentzündungen kommt es während dieser Zeit leichter, weil schon eine feuchte Badehose die Nieren- und Beckenregion belastet. Achten Sie deshalb besonders auf eine gute Durchwärmung dieser Körperzone. Eine gute vorbeugende Maßnahme besteht darin, an Waage-Tagen nachmittags zwischen 15 und 19 Uhr viel zu trinken, um Blasen und Nieren gut durchzuspülen.

Sammeln Sie in diesen Stunden weiße Taubnesseln, deren frische oder getrocknete Blüten sich zu einem hervorragenden Blasentee verarbeiten lassen. Generell ist die Zeit zwischen 15 und 19 Uhr ideal, um durch reichliche Zufuhr von gutem Leitungswasser den Körper allmählich zu entsäuern (siehe Seite 250 ff.).

Was das Meditieren mit Farben betrifft: Schließen Sie nach der Übung die Augen und stellen Sie sich die gesamte Hüftregion in orangefarbenes Licht gehüllt vor.

Die Skorpion-Tage – lendenwirksame Übungen

Der Mond im Tierkreiszeichen Skorpion zeigt Kräfte an, die auf Geschlechtsorgane und Harnwege wirken.

Die Grundregel lautet: Was Sie in den zwei bis drei Skorpion-Tagen für den Bereich der Geschlechtsorgane Gutes tun, wirkt sich doppelt positiv, vorbeugend und heilend aus. Ausnahmen sind Eingriffe und Operationen in diesem Bereich.

Die erste Skorpion-Übung
Im Wesentlichen entspricht diese Übung einer Beckenbodengymnastik.

Spannen Sie, so kräftig es geht (Sie müssen ja nicht gleich ins Schwitzen kommen!), die Gesäßmuskeln an. Sie haben das noch nie gemacht? Einfach die Pobacken ganz fest zusammendrücken und in Ihrem Geist den Unterleib hochziehen.

Atmen Sie vorher ein, schließen Sie während dieser Übung die Augen und stellen Sie sich beim Anspannen vor, dass Sie durch den Unterleib hindurch ausatmen. Das trägt in gleicher Weise wie das Anspannen selbst zur Belebung und Durchwärmung dieser Region bei.

Zudem wirkt diese Übung sehr anregend und kräftigend auf die Milz und das Lymphsystem.

Schwangere sollten diese Übung nicht machen, doch dafür nach der Entbindung umso häufiger! Die Gebärmutter bildet sich optimal zurück, ganz ohne Medikamente.

Die zweite Skorpion-Übung

Legen Sie sich auf den Rücken und stellen Sie die Beine auf; lassen Sie den Kopf flach liegen. Legen Sie nun die Hände außen an die herangezogenen Knie und drücken Sie sie nach innen, wobei die Beine gerade so großen Widerstand leis-

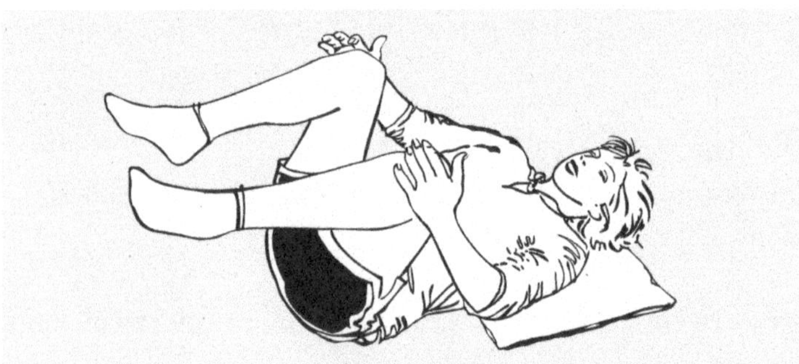

ten, dass sich »nichts bewegt«. Einfach sanfte bis mittelstarke Spannung erzeugen. Zählen Sie dabei im Ausatmen bis sieben. Die Füße dabei so weit abheben, dass Sie die Knie bequem erreichen können.

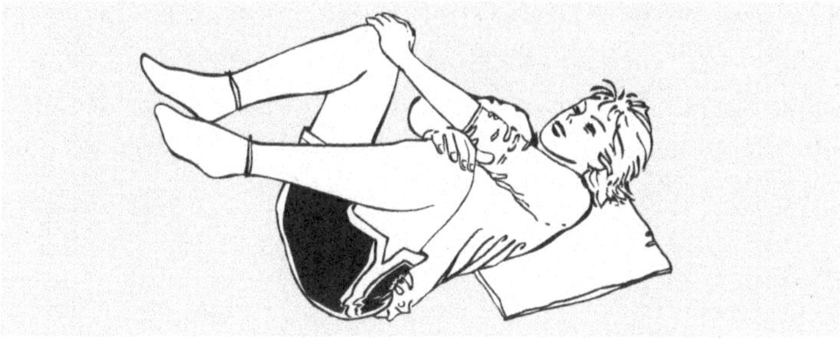

Lassen Sie los, atmen Sie ein und legen Sie nun die Hände über Kreuz auf die Innenseite der Knie. Versuchen Sie, im Ausatmen die Knie nach außen zu drücken, wobei die Beine wieder stehen bleiben und Widerstand leisten. Zählen Sie dabei erneut langsam bis sieben. Wiederholen Sie das Ganze noch zweimal und genießen Sie dann das gute Gefühl, das diese Übung hinterlässt.

Die dritte Skorpion-Übung

Sie wirkt wunderbar auf die inneren Organe, auf Bauchmuskeln und Lendenwirbelsäule und bringt im ganzen Körper Energien zum Fließen.

Legen Sie sich dazu auf den Rücken und ziehen Sie die Füße an, Fußsohlen bleiben auf dem Boden. Heben Sie nun das

Gesäß von der Unterlage ab und atmen Sie ein. Dabei nicht durchhängen, aber auch nicht den Bogen überspannen.

Halten Sie das Becken gerade, wenn Sie nun das rechte Bein ausstrecken und dabei parallel zum linken Oberschenkel bringen. Zählen Sie ruhig im Ausatmen bis sieben; setzen Sie das rechte Bein ab und strecken Sie nun das linke Bein aus, parallel zum rechten Oberschenkel – ohne das Gesäß dazwischen auf den Boden zu senken. Wieder bis sieben zählen, das linke Bein absetzen und langsam das Gesäß ebenfalls auf den Boden senken.

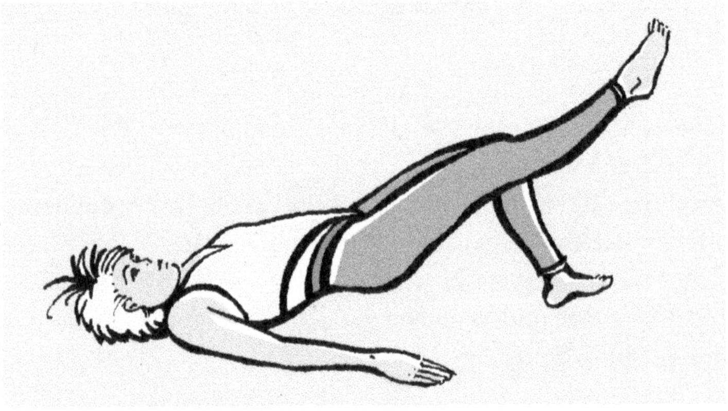

Bis sieben zählen und dann die Übung von vorn beginnen. Insgesamt dreimal.

Allein mit dieser Übung in Verbindung mit der zweiten Steinbock-Übung (Bankstellung) ist es einem unserer Bekannten gelungen, einer Bandscheibenoperation zu entgehen.

Was Sie sonst noch tun können: Viele unserer Leserinnen und Leser haben es schon ausprobiert: Ein Kräutersitzbad an Skorpion ist wie ein Miniurlaub mit Maxiwirkung. Lassen Sie einmal den Unterschied zwischen einem Sitzbad an Skorpion und an beliebigen anderen Tagen auf sich wirken. Alsbald fühlen Sie, was es bedeutet, wenn Skorpion Geschlechtsorgane und Hüftregion »regiert«. Für Sitzbäder eignen sich am besten die folgenden Kräuter: Schafgarbe – wirkt stärkend und fördert das Wohlbefinden. Frauenmantel – ist grundsätzlich bei allen Frauenleiden die erste Wahl. Kamille – wirkt in erster Linie entzündungshemmend. Hirtentäschel – besonders gut bei Frauenleiden und bei zu starken Regelblutungen.

Im Idealfall sind die verwendeten Kräuter frisch geerntet und zu Hause bei abnehmendem Mond getrocknet worden. Aber auch im Reformhaus oder in der Apotheke erworbene Pflanzen tun ihre gute Wirkung. Das Rezept: Überbrühen Sie zwei kleine Handvoll Kräuter mit ungefähr zwei bis drei Liter Wasser. Haben Sie Vertrauen bei der »richtigen Dosis«. Exakte Mengenangaben betäuben nur Ihr Gefühl für das, was Sie persönlich brauchen, sowohl in der Küche als auch hier. Lassen Sie die Kräuter länger ziehen als bei Tees, nämlich etwa 15 Minuten. In der Zwischenzeit Badewasser einlaufen lassen (vorher heiß ausspülen), Wasserspiegel bis zur Hüfte, nicht bis zum Bauch hinauf. Schließlich den abgeseihten Kräutersud hinzufügen. Ob Sie nach diesem Genuss duschen oder nicht, bleibt Ihrem Gefühl überlassen, es wirkt jedoch intensiver, wenn Sie auf das Duschen verzichten. Wir wünschen viel Vergnügen!

Was das Meditieren mit Farben betrifft: Schließen Sie nach der Übung die Augen und stellen Sie sich die Geschlechtsorgane in rotes Licht gehüllt vor.

Ein Tipp für unsere Leserinnen: Bei Menstruationsbeschwerden wirkt Frauenmanteltee, getrunken an Skorpion-Tagen, nicht nur heilsam, sondern auch sehr gut vorbeugend. Alle krampflösenden Tees sollten besonders an Skorpion getrunken und, wenn es geht, auch gepflückt werden. Werdende Mütter sollten sich an Skorpion vor jeder Anstrengung hüten, weil es während dieser Zeitspanne leichter zu Fehlgeburten kommt, besonders wenn Skorpion im zunehmenden Mond auftaucht (Mai bis Oktober). Kalte Füße und eine schlecht durchwärmte Becken- und Nierengegend können in diesen Tagen wie auch an Waage leicht zu Entzündungen von Blase und Niere führen.

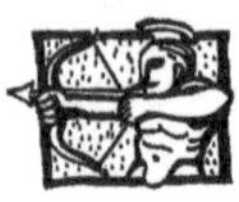

Die Schütze-Tage – Standfestigkeit im Oberschenkel

An Schütze-Tagen herrschen Kräfte, die auf die verlängerte Wirbelsäule und die Oberschenkel wirken.

> *Die Grundregel lautet: Was Sie in den zwei bis drei Schütze-Tagen für die Oberschenkel Gutes tun, wirkt sich doppelt positiv, vorbeugend und heilend aus. Ausnahmen sind Eingriffe und Operationen in diesem Bereich.*

Die erste Schütze-Übung

Die beste Übung für die Schütze-Energie ist die Kniebeuge. Nein, nicht erschrecken! Die übliche Kniebeuge gehört zu den schädlichsten Gymnastikübungen überhaupt und ist leider noch vielfach Bestandteil von Trainingsprogrammen (siehe auch Seite 295 ff.).

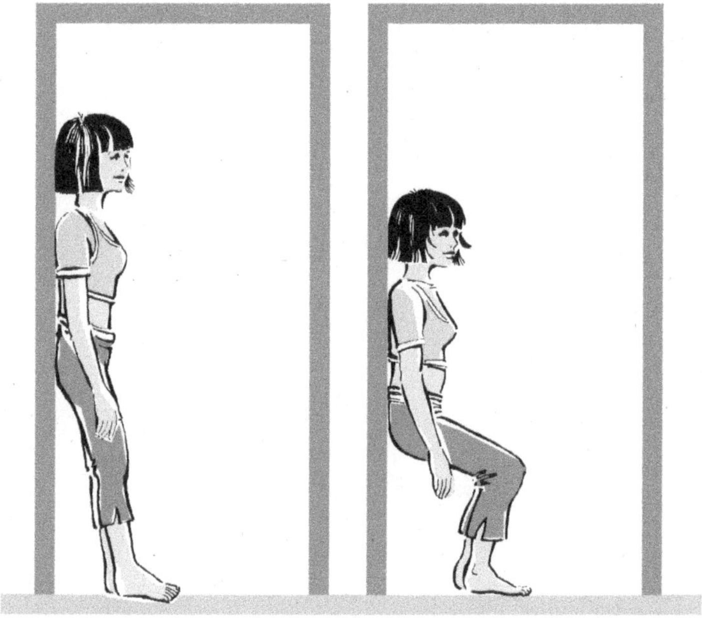

Lehnen Sie sich bei dieser »Kniebeuge« mit dem Rücken schräg an eine Wand oder an den Türstock, mit den Füßen halten Sie eine Fußlänge Abstand zur Wand. Keine Jeans oder Ähnliches tragen, damit nicht die Nieten die Tapete oder den

Türrahmen beschädigen. Der Kopf sollte leicht die Wand berühren, damit sich der Nacken nicht verspannt, und die Arme bleiben hängen.

Rutschen Sie nun langsam die Wand hinunter, bis die Oberschenkel spannen, vibrieren und warm werden. Die Knie sollten dabei nicht wehtun.

Atmen Sie dabei aus und zählen Sie anfangs bis drei, später dann bis sieben. Im Einatmen relativ schnell wieder nach oben rutschen. Das Ganze dreimal. (Arbeiten Sie eventuell mit einem kleinen Hocker, der Sie auffängt, wenn Sie zu weit hinuntergleiten.)

Die zweite Schütze-Übung

… ist vom Ablauf her die komplizierteste in diesem Buch. Aber es lohnt sich!

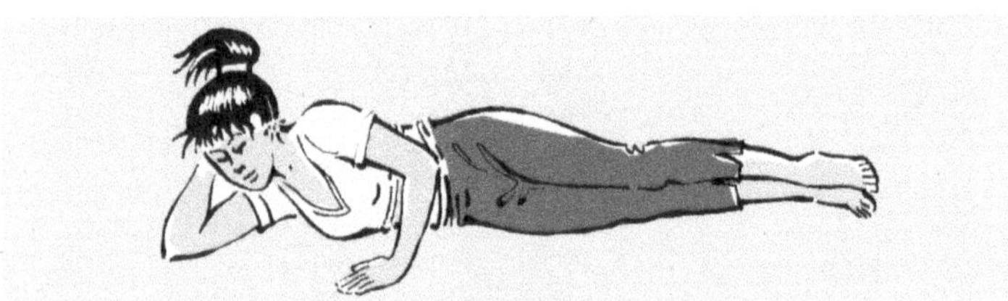

Legen Sie sich zuerst auf die linke Seite. Strecken Sie den linken Arm über den Kopf aus und lassen Sie den Kopf bequem auf ihm ruhen. Mit der rechten Hand stützen Sie sich leicht vor Brust oder Bauch am Boden ab. Warum, das erleben Sie sogleich.

Für den Ablauf der gesamten Übung ist es nämlich wichtig, darauf zu achten, dass erstens die Hüften genau in der Mitte bleiben und nicht nach vorn oder nach hinten kippen. Sie müssen ganz gerade auf dem Boden liegen – eine gerade Linie von den Fersen über den Rücken bis zum Kopf. Zweitens muss das jeweils untere Bein gerade bleiben. Anfangs fällt das nicht leicht, man kippt schnell, und das untere Bein kann sogar leicht am Oberschenkel schmerzen, aber im Lauf der Zeit stellt sich das gute Gefühl dazu sicherlich ein. Beginnen Sie nachsichtig mit sich selbst und lassen Sie das untere Bein einfach anfangs etwas angewinkelt.

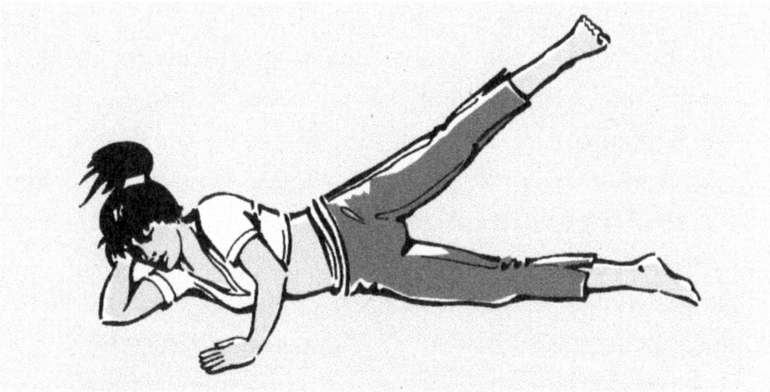

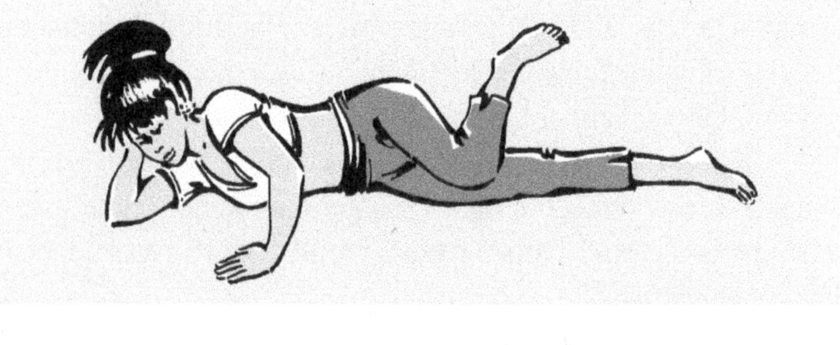

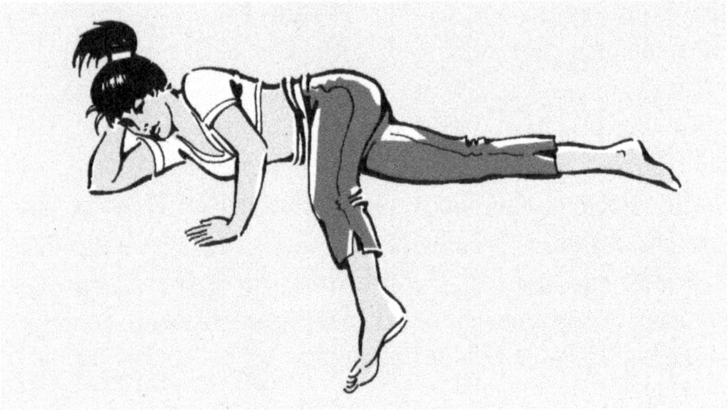

Der Reihe nach: Heben Sie nun das ausgestreckte rechte Bein etwas an, und beugen Sie es, so gut es geht. Strecken Sie es sofort schnell ganz nach oben aus, als ob Sie im Liegen eine Grätsche machen wollen. Sofort wieder beugen, absenken und schnell nach vorn ausstrecken, als ob Sie im Liegen einen Fußball treten.

Dann wieder beugen und nach oben ausstrecken wie zu Anfang. Beugen und Ball treten. Beugen und Grätsche.

Anfangs dreimal, später siebenmal die Seiten wechseln und bei jedem Ausstrecken des Fußes ausatmen, beim Beugen einatmen. Ob schnellerer oder langsamerer Rhythmus, das bleibt dem Gefühl überlassen. Wie fühlen Sie sich danach? Wie fühlen sich Oberschenkel und Hüften an?

Diese Übung ist die bei weitem geeignetste, wenn Sie zu starke Oberschenkel oder gar Orangenhaut haben. Eine wunderbare Sache auch zum Entgiften und Entschlacken dieses Körperbereichs.

Die dritte Schütze-Übung
... zum guten Abschluss:

Legen Sie sich wieder zuerst auf die linke Seite. Strecken Sie den linken Arm über den Kopf aus und lassen Sie diesen bequem auf ihm ruhen wie zuvor auch.

Atmen Sie ein, beugen Sie nun das rechte Bein nach hinten ab, fassen Sie den Spann des rechten Fußes und ziehen Sie das Bein zum Gesäß nach hinten. Das tun Sie, bis es an der Vorderseite des rechten Oberschenkels leicht zieht.

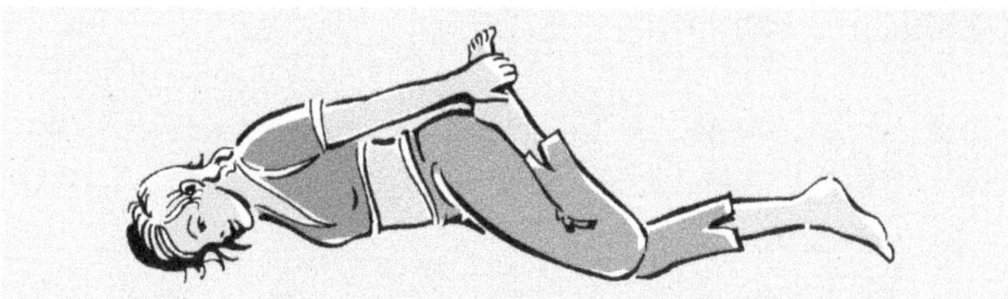

Beginnen Sie dann erst auszuatmen und langsam bis sieben zu zählen. Auf die andere Seite legen und das Bein wechseln. Die Übung führen Sie wieder dreimal durch (oder siebenmal oder einundzwanzigmal, wenn es Ihnen Freude macht).

Was Sie sonst noch tun können: Auch nach den Schütze-Übungen entspannt sich der Körper besonders gut, wenn Sie als Abschluss die erste Grundübung noch einmal wiederholen (siehe Seite 95 ff.).

An Schütze-Tagen machen sich oft Ischiasnerv, Venen und Oberschenkel bemerkbar. Häufig schmerzt auch noch das Kreuz bis zu den Oberschenkeln, weil an Schütze, ähnlich wie an Zwillinge, zudem das Wetter gern umschlägt. Also an Schütze nicht übertreiben und ohne entsprechende Vorbereitung keine langen Wanderungen und intensives Krafttraining unternehmen. Was das Meditieren mit Farben betrifft: Schließen Sie nach der Übung die Augen und stellen Sie sich den oberen Oberschenkel in oranges Licht, den unteren Oberschenkel in gelbes Licht getaucht vor.

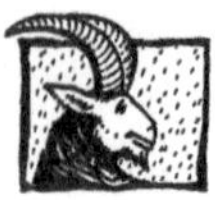

Die Steinbock-Tage – Flexibilität fürs Knie

Die Kraft der Steinbock-Tage beeinflusst besonders die Knie, aber auch das gesamte Knochengerüst sowie unser »Tor zur Welt«: die Haut.

> *Die Grundregel lautet: Was Sie in den zwei bis drei Steinbock-Tagen für die Knie, für die Haut und das Knochengerüst Gutes tun, wirkt sich doppelt positiv, vorbeugend und heilend aus. Ausnahmen sind Eingriffe und Operationen in diesem Bereich.*

Die erste Steinbock-Übung

… regt alle Energieströme im Körper an. Die Kniekehle ist zwar eine verhältnismäßig kleine Körperregion, aber ihr Wohl und Wehe hat weitreichende Folgen für alles, was im Körper geschieht. Über sie wandern zahlreiche Energiebahnen von den Füßen hinauf in den ganzen Körper.

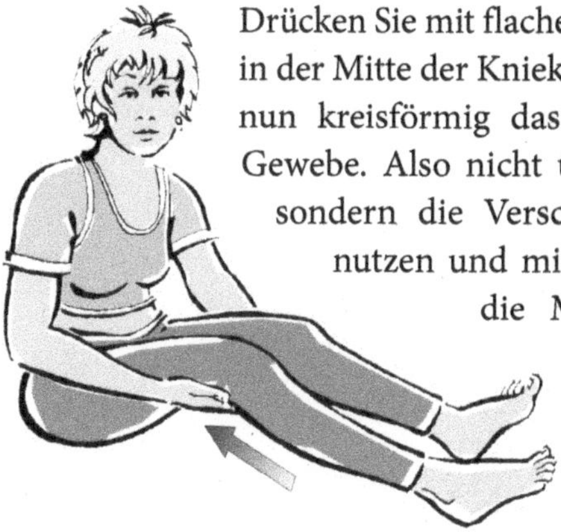

Drücken Sie mit flachen Fingern auf die Haut in der Mitte der Kniekehle und massieren Sie nun kreisförmig das darunter befindliche Gewebe. Also nicht über die Haut gleiten, sondern die Verschiebbarkeit der Haut nutzen und mit ihr kreisförmig über die Muskeln und Sehnen darunter wandern – mit dem leichtesten Druck, den Sie sich vorstellen und ausüben können. Nicht fest reiben, nicht massieren! Bewegen Sie sich, als ob ein Lufthauch Ihre Finger antreibt. Viele empfindliche Lymphknoten liegen nämlich in der Kniekehle, und die vertragen festen Druck überhaupt nicht.

Diese Übung aktiviert entsprechend das Lymphsystem und sollte eine oder zwei Minuten lang dauern, dabei in einem natürlichen Rhythmus ruhig atmen. Sie gelingt am besten in direktem Hautkontakt.

Die zweite Steinbock-Übung

… heißt auch »Bankstellung«. Diese Übung bringt ebenfalls Energien im ganzen Körper zum Fließen und ist auch wunderbar geeignet zur Kräftigung der Rückenmuskulatur und bei einem Bandscheibenvorfall.

Sie nehmen den Vierfüßlerstand ein; die Hände liegen senkrecht unter den Schultergelenken, die Knie senkrecht unter den Hüftgelenken. Die Ellbogen sind leicht gebeugt, das Gewicht sollte gleichmäßig auf allen vieren verteilt sein. Blicken Sie nach unten zum Boden.

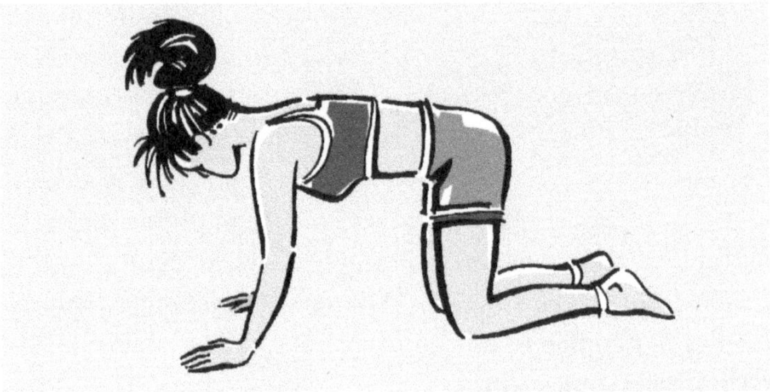

Genug der Vorbereitung: Strecken Sie nun den rechten Arm und das linke Bein ganz gerade aus – waagerecht, sodass Arm, Rücken und Beine eine möglichst gerade Linie parallel zum Boden bilden. Nicht ins Hohlkreuz fallen und nicht das Becken verdrehen. Nach Gefühl können Sie diese Übung mit gestreckten Zehen oder gestreckter Ferse (und Zehen nach unten) durchführen.

Atmen Sie langsam aus, zählen Sie bis sieben und wechseln Sie dann Arm und Bein. Dazwischen immer kurz entspannen und einatmen, dabei ebenfalls bis sieben zählen – das Ganze nun jeweils dreimal. Machen Sie zum Schluss vor dem Aufstehen langsam einen Katzenbuckel.

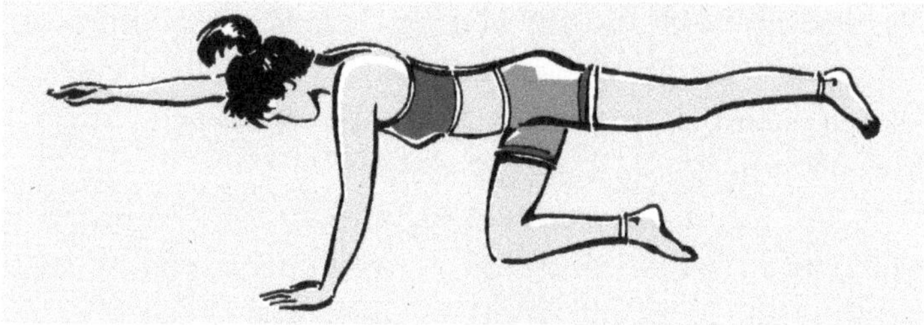

Die dritte Steinbock-Übung
... weckt das Kind in Ihnen und hat eine wunderbare Wirkung (deswegen tut es ja auch jedes Kind, wenn man es lässt).

Setzen Sie sich auf einen Tisch und schlenkern Sie nach Herzenslust und solange Sie wollen mit Unterschenkeln und Füßen.

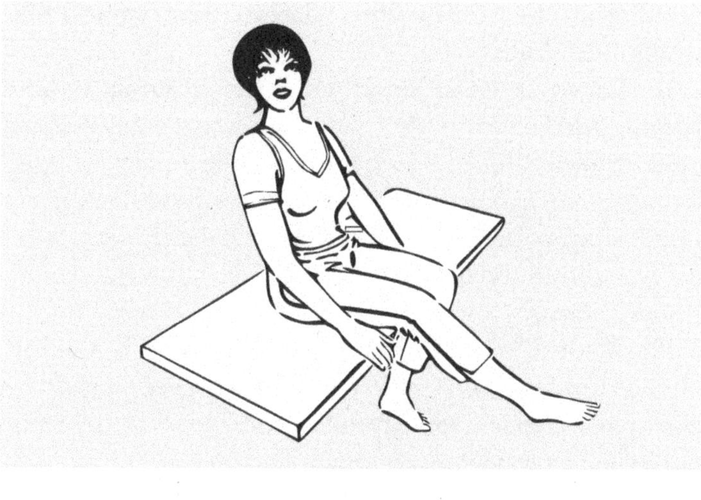

Na, wie fühlt sich das an? Welche Gedanken verbinden Sie mit dieser Übung? Wie geht es hinterher Ihren Knien? Diese Übung gehört zu den besten Vorbeugungen gegen Arthrose in den Knien.

Vieles, was man uns mit »Das tut man nicht« austreiben wollte, ist in Wirklichkeit sehr sinnvoll und gesund, so auch das fröhliche Beinschlenkern. Besonders viel Unfug wird getrieben, wenn es um die Handbewegungen der Kinder geht, etwa, wenn sie auf den Händen sitzen oder sich einzelne Finger der Hand scheinbar nervös massieren. Ab Seite 171 haben wir zu diesem speziellen Thema noch mehr zu sagen.

Was Sie sonst noch tun können: Auf einem Tisch zu sitzen und mit den Beinen zu schlenkern ist so wirkungsvoll, dass Sie den Effekt durchaus noch verstärken könnten, wenn Sie auf irgendeine Weise Gewichte an den Füßen fixieren. Schwere Schuhe würden schon genügen, beispielsweise Skischuhe oder Rollerskates.

Knieumschläge oder Einreibungen zur Vorbeugung oder Heilung wirken sich an den zwei oder drei Steinbock-Tagen besonders günstig aus. Auch für alle anderen Knochen und Gelenke kann man jetzt etwas Gutes tun – etwa durch sanfte Dehnübungen. Die Steinbock-Tage sind zudem für jede Form der Hautpflege und für die gezielte Therapie von Hautkrankheiten geeignet.

Ähnlich wie an Schütze sollten Sie sich nicht untrainiert oder als Anfänger auf größere Bergtouren oder dergleichen einlassen. Besonders Sportler mit einem angegriffenen Meniskus sollten an Steinbock keinesfalls übertreiben.

Was das Meditieren mit Farben betrifft: Schließen Sie nach der Übung die Augen und stellen Sie sich Ihre Knie in grünes Licht gehüllt vor.

Die Wassermann-Tage – Energie für die Waden

Die Energie der Wassermann-Tage wirkt auf die Unterschenkel und das Sprunggelenk.

> *Die Grundregel lautet: Was Sie in den zwei bis drei Wassermann-Tagen für die Unterschenkel Gutes tun, wirkt sich doppelt positiv, vorbeugend und heilend aus. Ausnahmen sind Eingriffe und Operationen in diesem Bereich.*

Die folgenden Wassermann-Übungen wirken wunderbar als Vorbeugung gegen Krampfadern. Allerdings sollten Sie wissen, dass bei bestehenden Krampfadern eine ausreichend tiefe Atmung ebenso wichtig ist. Gesund essen, viel trinken, gute Luft, Mondgymnastik oder ausreichend Bewegung – mit anderen Mitteln können Sie Krampfadern nicht an der Wurzel packen. Meist kommt noch eine chronische Verstopfung hinzu, die Sie aber gut in den Griff bekommen können, wenn Sie sich allmählich typgerecht und biologisch ernähren (siehe Seite 283 ff., heutige Pillen und Pulver gegen chronische Verstopfung beheben nur das Symptom und machen abhängig).

Die erste Wassermann-Übung
… heißt der »Oberlehrer«.

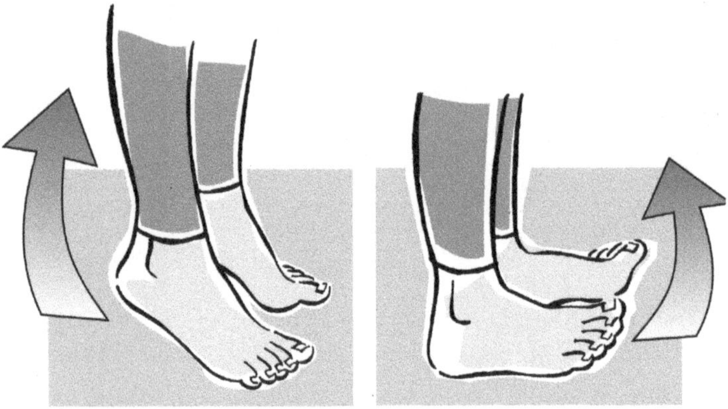

Wippen Sie mit den Füßen im Stehen auf und ab, halten Sie dabei die Knie gestreckt. Zehenspitzen hoch, Fersen hoch, Zehenspitzen hoch, Fersen hoch und so fort. Siebenmal auf und ab. Dann erst eine Pause einlegen. Dabei gleichmäßig weiteratmen.

Die Übung ist wirksam mit oder ohne Abstützen, wenn das Gleichgewicht noch fehlt. Wiederholen Sie sie, sooft Ihr Gefühl es Ihnen erlaubt. Der »Oberlehrer« ist eine wunderbare Übung für den unbehinderten Rückfluss in den Venen und bei Lymphstau.

Die zweite Wassermann-Übung
… kennen Sie schon, sie entspricht fast der zweiten Grundübung.

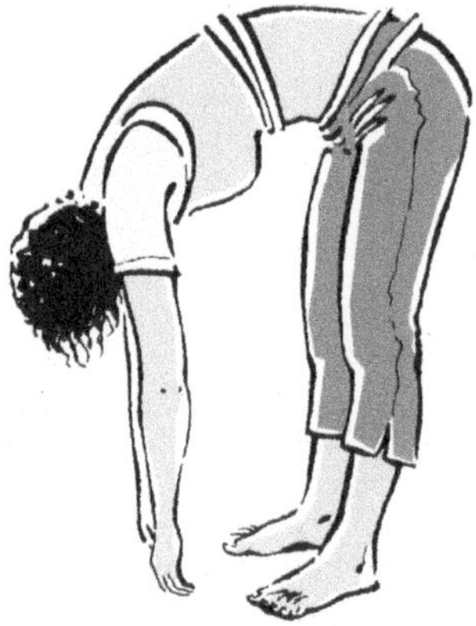

Beugen Sie sich im Stehen nach vorn, halten Sie die Knie gestreckt und lassen Sie den Kopf vollkommen entspannt zwischen den Armen hängen. Nun *erlauben* Sie Ihren Fingerspitzen, sich langsam dem Boden zu nähern, bis die ganze Beinrückseite leicht spannt (nicht wippen!).

Lassen Sie Ihren Kopf, den ganzen Rumpf und die Arme entspannt hängen und erlauben Sie diesem Gewicht, den Zug auf die Beinrückseiten auszuüben. Es geht alles ganz von selbst. Sieben Sekunden lang dreimal. Und beim Abwärtswandern ausatmen.

Bei dieser Übung ist es besonders wichtig, jeden Leistungsgedanken auszuschließen: Es kommt* nicht *darauf an, die Zehenspitzen zu erreichen. Es kommt* nicht *darauf an, sie besonders schnell zu erreichen.

Die dritte Wassermann-Übung

Legen Sie sich auf den Rücken und fahren Sie mit den Beinen Rad in der Luft, solange es Ihnen Spaß macht. Dabei langsam und gleichmäßig im Takt des Radelns atmen.

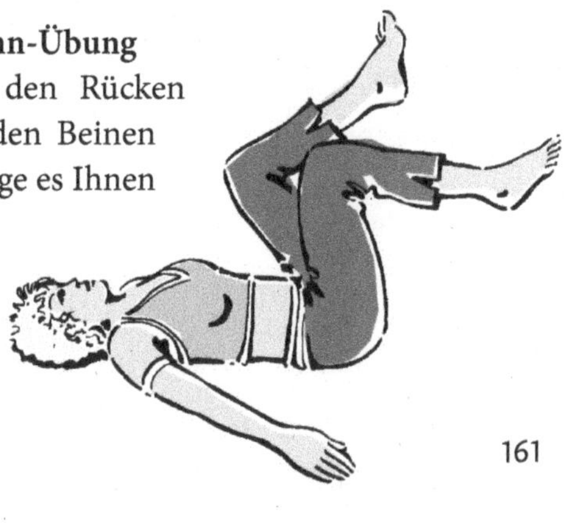

Nach dem Radfahren lehnen Sie die Beine kurz an die Wand, ganz ausgestreckt, und unterstützen damit die Arbeit Ihrer Venen.

Diese Übung ist auch eine gute Idee als Ergänzung zu den Grundübungen morgens vor dem Aufstehen!

Was Sie sonst noch tun können: Eine feine Sache an Wassermann ist es, einige Zeit im Stand vor dem Spiegel zu joggen. Anschließend sollten Sie die Beine wieder hochlagern und Entschlackungsöl einmassieren.

Venenentzündungen kommen an Wassermann häufiger vor. Wenn es Ihre Zeit erlaubt, sollten Sie auch ohne Joggen während des Tages einmal die Füße hochlegen und eine entsprechende Salbe (Beinwell etc.) leicht einmassieren. Wer zu Krampfadern neigt, sollte an diesen Tagen langes Stehen vermeiden, schon ein ausgiebiger Stadtbummel kann an Wassermann den ganzen Spaß verderben. Falls Sie in Ihrem Beruf viel stehen, wäre es gut, wenn Sie ausnahmslos gesunde Schuhe tragen und öfter die Schuhe wechseln, auch tagsüber.

Häufige Ursache nächtlicher Wadenkrämpfe ist Magnesiummangel, der mit entsprechender Ernährung oder auch einmal mit einer Magnesiumtablette behoben werden kann. Als Erste Hilfe wirken gut das Ausstemmen der Fersen und das Hochbiegen der Zehen, wie man es beim Leistungssport oft sieht. Manchmal sind auch blockierte Zehen und Mittelfußknochen im Spiel: Ein Chiropraktiker kann hier Abhilfe schaffen.

Was das Meditieren mit Farben betrifft: Schließen Sie nach

der Übung die Augen und stellen Sie sich Ihre Unterschenkel in hellblaues Licht gehüllt vor, das an den Knöcheln in kräftigeres Blau übergeht.

Die Fische-Tage – so kommt jeder auf die Füße

Die Fische-Tage beenden den Kreislauf des Mondes durch den Tierkreis, ihre Energie wirkt auf die Füße.

> *Die Grundregel lautet: Was Sie in den zwei bis drei Fische-Tagen für die Füße Gutes tun, wirkt sich doppelt positiv, vorbeugend und heilend aus, besonders eine Fußreflexzonenmassage. Ausnahmen sind Eingriffe und Operationen in diesem Bereich.*

In den Füßen finden sich die Endpunkte aller Körpermeridiane, sodass praktisch jede Körperzone, jedes Organ über die Reizung bestimmter Punkte an den Füßen vorbeugend, lindernd und heilend angeregt werden kann. Fußreflexzonenmassage nennt man die entsprechende Technik, und von einem Könner dieses Fachs behandelt zu werden ist eine wahre Wohltat. Aber auch ein »Amateur«, ein freundlich gesinnter Partner, kann durch eine regelmäßige Fußmassage viel Gutes bewirken. Allerdings sollte dann fester Druck vermieden werden.

Die erste Fische-Übung
… wird auch »Zehengreifen« genannt.

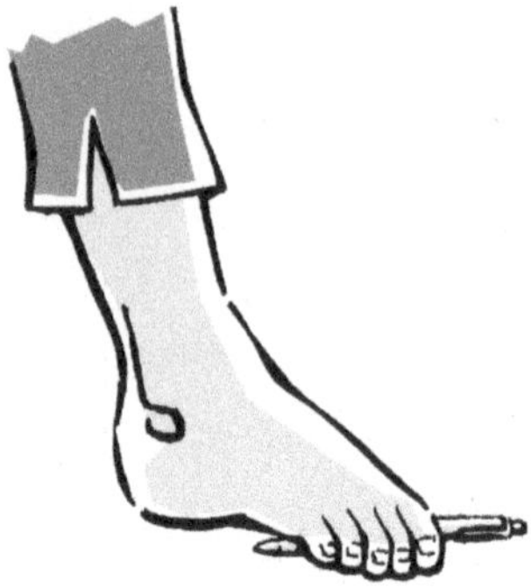

Heben Sie Gegenstände – Kugelschreiber, Socken usw. – mit den Zehen auf, mindestens siebenmal. Sollte sich dabei ein kleiner Krampf einstellen, sofort aufhören und die Zehen fest nach oben biegen.

Atmen Sie regelmäßig und tief während dieser und der beiden folgenden Übungen.

Die zweite Fische-Übung
… heißt »Zehenrennen«.

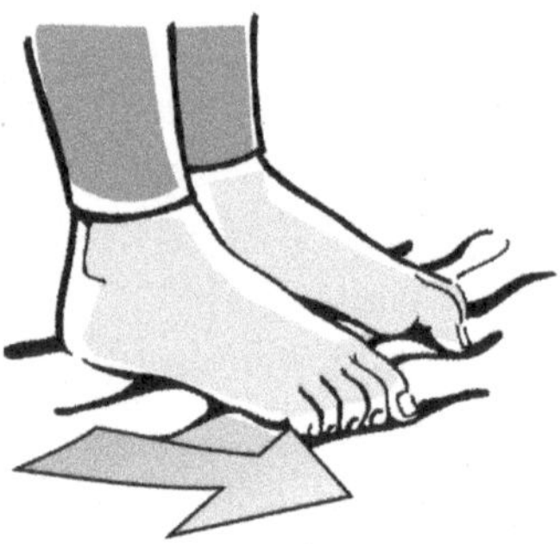

Wählen Sie die denkbar langsamste Fortbewegungsart, um Ihren Füßen die Fische-Energie zugutekommen zu lassen, und legen Sie im Stehen einen Meter zurück, indem Sie mit den Zehen den Boden greifen und dabei jedes Mal einen Zentimeter vorrutschen.

Beginnen Sie dabei mit dem Gehen auf einem Teppichboden oder dergleichen, weil die Übung auf einem harten Boden anfangs etwas schmerzen kann.

Sie gehört übrigens zu den allerbesten vorbeugenden und lindernden Maßnahmen gegen Schnupfen und Erkältung!

Die dritte Fische-Übung
Schlagen Sie im Sitzen oder Liegen das rechte über das linke Bein und kreisen Sie mit dem rechten Fuß. Zuerst sieben Sekunden lang im Uhrzeigersinn, dann sieben Sekunden lang entgegengesetzt. Wechseln Sie anschließend das Bein und den Fuß. Wiederholen Sie diese Übung, solange es Ihnen gefällt.

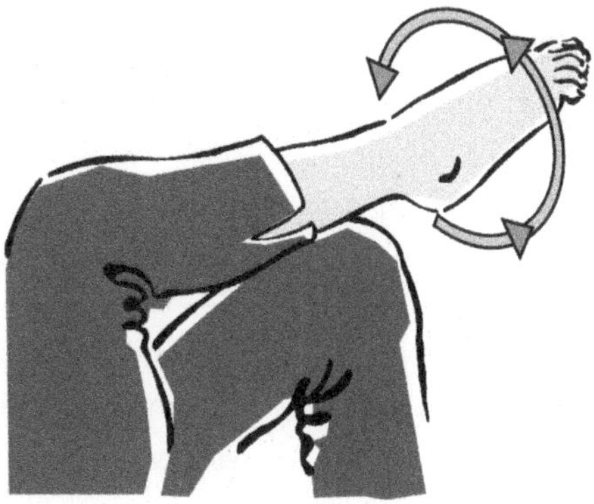

Generell ist das gewohnheitsmäßige Übereinanderschlagen der Beine im Sitzen eine der Hauptursachen für Beckenschiefstand und gelenkbedingte Beinlängenverkürzungen, die wiederum Auslöser einer Vielzahl von Beschwerden sind, wenn sie unbehandelt bleiben. Sie sollten zuerst einen guten Chiropraktiker oder Osteopathen aufsuchen, wenn Ihre Beine verschieden lang sind. Dieser Unterschied kann nämlich in vielen Fällen wieder problemlos behoben werden. Spezielle Schuheinlagen sind hier oftmals eine überflüssige bis schädliche Maßnahme, weil es ja nicht um einen »echten« Beinlängenunterschied geht.

Was Sie sonst noch tun können: »Zehenwackeln«! Bewegen Sie die Zehen auf und ab, so oft Sie können und wollen. Die Chinesen machen es übrigens immer 99-mal. Diese Übung können Sie an jedem Tag im Tierkreis durchführen, wenn Ihnen danach ist, speziell wenn Sie mit dem Kreislauf Probleme haben oder wenn Ihnen generell der Schwung für den Tag fehlt. Sollten Sie dabei manchmal von einem Krampf im Fuß befallen werden, so ist das meist ein Zeichen von Magnesiummangel.

Sinnvoll wäre es auch, regelmäßig zur Vorbeugung oder immer, wenn Sie gerade daran denken, auch in den Schuhen die Zehen so aufzustellen, als ob Sie etwas mit ihnen greifen wollten. Das übt einen starken, manchmal etwas schmerzhaften und massierenden Druck auf bestimmte Punkte an den Zehenspitzen aus. Dieser Druck wiederum regt Energiebahnen im Körper an, die eine beginnende oder bestehende Erkältung günstig beeinflussen und generell vorbeugend und kräftigend wirken.

Was das Meditieren mit Farben betrifft: Schließen Sie nach der Übung die Augen und stellen Sie sich die gesamte Fußregion in bläulich weißes Licht gehüllt vor.

* * *

Damit hat sich der Kreislauf geschlossen – von Widder bis Fische, ein kompletter Zyklus. Im Lauf eines Monats können Sie dem Körper gezielt geben, was er braucht – vom Kopf bis zu den Zehen. Damit Sie's ein wenig leichter haben, finden Sie auf den folgenden Seiten eine Tabelle, die Ihnen das Einprägen der Übungen erleichtert. Wir empfehlen, sie zu kopieren und immer am Übungsort griffbereit zu halten.

Lassen Sie die Kräfte des Universums für sich arbeiten – bei einem Minimum an Gegenleistung, nämlich einigen Minuten täglich in Ihrem Leben. Lassen Sie es uns hart, aber ehrlich formulieren: Wenn Sie selbst sich nicht täglich eine solch kurze Zeitspanne gönnen, wird die Natur Sie früher oder später dazu zwingen, sich einige Tage und Wochen »Auszeit« zu nehmen. Und zwar dann, wenn Sie es am wenigsten wünschen.

Keine Sorge jedoch, wenn Sie einmal mit der Mondgymnastik aussetzen – aus welchen Gründen auch immer. Was wir Ihnen auf den folgenden Seiten in die Hand geben, funktioniert auch dann!

Merktabelle zur Mondgymnastik

Mondgymnastik	***S = Sitzen, St = Stehen LR = Liegen auf dem Rücken LS = Liegen auf der Seite 4F = Vierfüßlerstand***	
Grundübungen		
1. Grundübung:	*LR*	*Hüftschwung*
2. Grundübung:	*S*	*Sitzen, Aufrichten*
3. Grundübung:	*St*	*Po heben, Kopf hängt*
Abschlussübung:	*St*	*Der Sonne entgegen*
Widder *(Meditationsfarbe Indigoblau bis Weiß-bläulich)*		
Widder 1:	*S/St*	*Nasenwurzel massieren*
Widder 2:	*S/St*	*Ohren fassen*
Widder 3:	*S/St*	*Augen rollen*
Stier *(Meditationsfarbe kräftiges Blau)*		
Stier 1:	*S/St*	*Kopf sinken lassen*
Stier 2:	*S/St*	*Dornfortsätze*
Stier 3:	*LR*	*Kopf auf Boden drücken*
Zwillinge *(Meditationsfarbe helleres Blau)*		
Zwillinge 1:	*St*	*Windmühle*
Zwillinge 2:	*S/St*	*Schulterkreisen*
Zwillinge 3:	*St*	*Hände »fliegen«!*
Krebs *(Meditationsfarbe Grün)*		
Krebs 1:	*S/St*	*Arme vor Brust verschränken*
Krebs 2:	*4F*	*Bewegliche Sphinx*
Krebs 3:	*St*	*Ha!-Übung*

Mondgymnastik	*S = Sitzen,* *St = Stehen* *LR = Liegen auf dem Rücken* *LS = Liegen auf der Seite* *4F = Vierfüßlerstand*	
Löwe *(Meditationsfarbe Grün)*		
Löwe 1:	*S/St*	*Flügel ausbreiten*
Löwe 2:	*S/St*	*Herzmeridian*
Löwe 3:	*S/St*	*Fußsohlen drücken*
Jungfrau *(Meditationsfarbe Gelb)*		
Jungfrau 1:	*LR*	*Oberkörper aufrichten*
Jungfrau 2:	*LR*	*Scheren und Grätschen*
Jungfrau 3:	*LR*	*Schulter zum Knie*
Waage *(Meditationsfarbe Orange)*		
Waage 1:	*St*	*Beine einfahren*
Waage 2:	*St*	*Knie zur Brust*
Waage 3:	*LS*	*Fersen in die Höh*
Skorpion *(Meditationsfarbe Rot)*		
Skorpion 1:	*LR/S/St*	*Beckenboden*
Skorpion 2:	*LR*	*Knie drücken*
Skorpion 3:	*LR*	*Startrampe*
Schütze *(Meditationsfarbe im oberen Oberschenkel Orange, im unteren Oberschenkel Gelb)*		
Schütze 1:	*St*	*»Kniebeuge« an der Wand*
Schütze 2:	*LS*	*»Fußball«*
Schütze 3:	*LS*	*Fersen ans Gesäß*

Mondgymnastik		*S = Sitzen,* *St = Stehen* *LR = Liegen auf dem Rücken* *LS = Liegen auf der Seite* *4F = Vierfüßlerstand*
Steinbock *(Meditationsfarbe Grün)*		
Steinbock 1:	*S*	*Kniekehle massieren*
Steinbock 2:	*4F*	*Bankstellung*
Steinbock 3:	*S*	*Beine baumeln*
Wassermann *(Meditationsfarbe Hellblau, kräftigeres Blau an den Knöcheln)*		
Wassermann 1:	*St*	*Oberlehrer*
Wassermann 2:	*St*	*Dem Boden entgegen*
Wassermann 3:	*LR*	*Radfahren*
Fische *(Meditationsfarbe Bläuliches Weiß)*		
Fische 1:	*St*	*Zehengreifen*
Fische 2:	*St*	*Zehenrennen*
Fische 3:	*S/LR*	*Fußkreisen*

Fingerarbeit und Energiespiralen im Rhythmus von Tag und Nacht

Kennen Sie das auch? Manchmal wacht man morgens in einem Zustand auf, dass selbst das Aufraffen Mühe bereitet, um sich ächzend aus dem Bett zu rollen. Oder sogar die erste Grundübung der Mondgymnastik scheint zu viel verlangt, weil allein schon das Gewicht der Beine zu schwer lastet. Keine Sorge, auch uns ist dieser Zustand vertraut – wunderbar, wenn man im Bett bleiben kann, grauslich, wenn es kein Pardon gibt und ein wichtiger Termin oder ein erbarmungsloses Verantwortungsgefühl zum Aufstehen zwingt.

Wir haben da eine Lösung für Sie! Eine einfache Technik, jahrtausendealt, von Generation zu Generation weitergegeben wie das Mondwissen auch, seit einigen Jahrzehnten in Vergessenheit geraten, ein altes Wissen, das nicht nur in der beschriebenen Situation Gold wert ist, sondern auch in einer großen Vielfalt weiterer Lebenslagen, wie Sie sehen werden. (Wenn Sie allerdings diesen Zustand häufig erleben, möchten wir Ihnen dringend ans Herz legen, Ihren Schlafplatz auf negative Einflüsse, Strahlungen usw. untersuchen zu lassen! Siehe auch unser Buch *Aus eigener Kraft*, Seite 281.)

Seltsam ist, dass es auch hier in unserem Kulturkreis keine spezielle Bezeichnung mehr dafür gibt, ebenso wie für die Ernährungstypen, die wir ja erst neu taufen mussten – nämlich Alpha und Omega (siehe unser Buch *Alles erlaubt).*

Die Fingerarbeit ist es, die wir Ihnen auf den folgenden Seiten nahebringen wollen – ein System des Umgangs mit den Fingern der rechten und der linken Hand, eine einfache, leicht erlernbare Technik mit klar definierten Absichten und deutlichen, schnell erfahrbaren und höchst segensreichen Resultaten. Zum Beispiel eben, an einem völlig »abgeschlafften« Morgen doch noch den Körper in Form zu bringen und so munter zu werden, dass des Tages Müh sich nicht bedrohlich vor uns auftürmt, sondern als frohgemut anzugehende Herausforderung empfunden wird.

Haben Sie schon einmal Kinder dabei beobachtet, wie sie irgendwo stehen, sitzen und bei etwas zuschauen und dabei mit einer Hand einen Finger der anderen Hand umfassen und festhalten? Instinktiv wenden sie dabei eine Technik an, die der Menschheit von alters her bekannt war. Gehen wir es hier der Reihe nach an, Schritt für Schritt, ohne Hast, denn auch für uns ist das Aufschreiben dieser Technik Neuland.

Die Technik der Fingerarbeit

Bevor wir Ihnen das Wirkungs- und Wechselwirkungsspektrum der Fingerarbeit schildern, möchten wir Ihnen beschreiben, wie man's macht – eine kleine Gebrauchsanweisung. Sie können sie dann sofort bei der Besprechung der Anwendungen nachmachen und ausprobieren.

Es geht (mit einer Ausnahme) darum, mit einer Hand einen der fünf Finger der jeweils anderen Hand zu umfassen, mit leichtem, nicht abschnürendem Druck – wie bei einem festen Händedruck.

Der Druck, mit dem Sie zum Beispiel mit der rechten Hand den Daumen der linken Hand fassen, sollte gerade so groß sein, dass Sie nach ein paar Sekunden oder nach einer Minute ein schwaches Klopfen fühlen – im Daumen oder in der Hand, das lässt sich nicht so klar unterscheiden.

Wenn Sie es schließlich fühlen (es klopft nicht im gleichen Takt wie Ihr Puls!), dann halten Sie den Finger so lange fest, bis das Klopfen aufgehört hat.

Für den Fall, dass Sie nach längstens einer Minute immer noch kein Klopfen spüren, brauchen Sie es nicht weiter versuchen. Dieser Finger ist dann schon »in Harmonie«.

Fehlt neben dem Halten der fünf Finger noch das sechste Element der Fingerarbeit: Es gibt einen Punkt in der Mitte der Handfläche, den Handmittelpunkt. Ihn aktivieren und harmonisieren Sie, indem Sie mit dem Daumen der einen Hand einen Punkt auf der Innenseite der anderen Hand sanft drücken, wobei die Finger der drückenden Hand den Handrücken der anderen Hand umschließen.

Dieser Punkt befindet sich fast genau in der Mitte der Handfläche, einige Zentimeter in gerader Linie unterhalb des Mittelfingers. Die Dauer des Drückens ist ganz Ihnen überlassen – eine oder zwei Minuten sollten genügen.

Das Gefühl, diesen Punkt richtig erwischt zu haben, ist anders als bei den Fingern und von Mensch zu Mensch ein wenig verschieden. Meist fühlt es sich an wie ein leichter Schmerz, ein leichtes Kribbeln, ähnlich einem schwachen Strom, der nur dort fließt. Dieser Punkt hat einen etwas größeren Durchmesser. Sie werden ihn sicherlich schnell finden.

Und schließlich: Die Fingerarbeit können Sie nicht nur bei sich selbst durchführen, sondern auch bei anderen Menschen – für andere Menschen. Besonders Kinder reagieren sehr rasch auf die Energie und die Lebensgeister, die Sie damit wecken.

Ganz einfach, nicht wahr? Werfen Sie jetzt als nächsten Schritt einen nur oberflächlichen Blick auf die Tabelle auf Seite 176: »Fingerarbeit und kleine Energiespiralen. Zusammenhänge und Wechselwirkungen«. Allein diese Tabelle, kombiniert mit der Kenntnis der soeben beschriebenen

Technik der Fingerarbeit, würde genügen, um sich das Wissen um die Kraft der Fingerarbeit gänzlich zu erschließen. Es würde gewiss einige Zeit des Experimentierens erfordern, doch es wäre machbar.

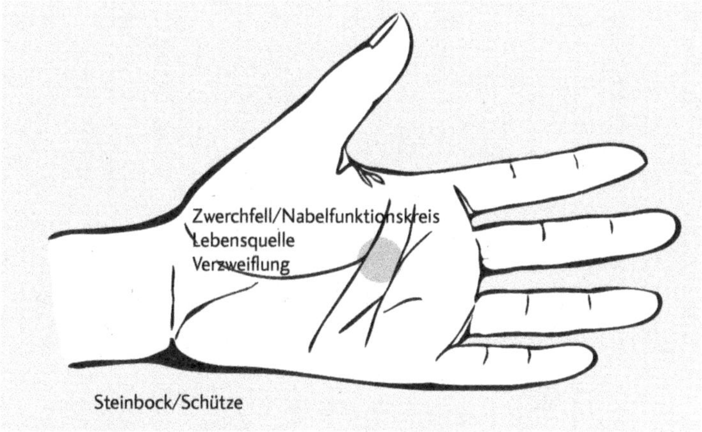

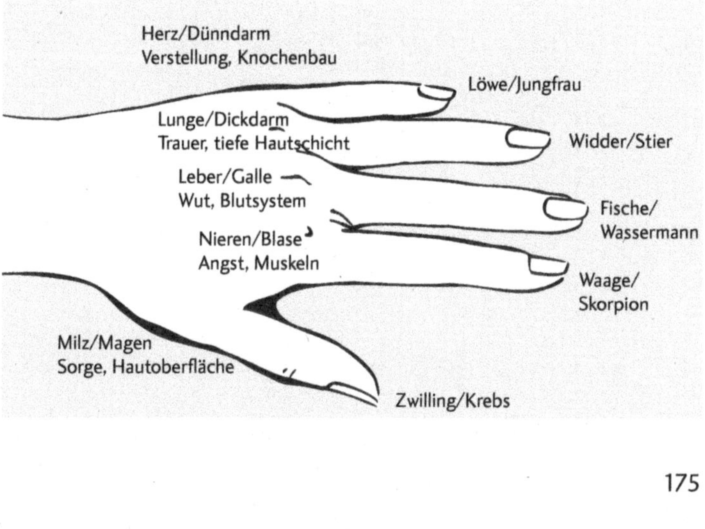

Fingerarbeit und kleine Energiespiralen – Zusammenhänge und Wechselwirkungen

Finger	Organ	Uhrzeit (Normalzeit)	Uhrzeit (Sommerzeit)	Funktionskreise	Gemütszustand	Die kleinen Energiespiralen
Ringfinger	Lunge	3–5 Uhr	4–6 Uhr	Tiefe Hautschicht	Trauer	Widder
Ringfinger	Dickdarm	5–7 Uhr	6–8 Uhr	Tiefe Hautschicht	Trauer	Stier
Daumen	Magen	7–9 Uhr	8–10 Uhr	Hautoberfläche	Sorgen	Zwillinge
Daumen	Milz	9–11 Uhr	10–12 Uhr	Hautoberfläche	Sorgen	Krebs
Kleiner Finger	Herz	11–13 Uhr	12–14 Uhr	Knochensystem	Verstellung	Löwe
Kleiner Finger	Dünndarm	13–15 Uhr	14–16 Uhr	Knochensystem	Verstellung	Jungfrau
Zeigefinger	Blase	15–17 Uhr	16–18 Uhr	Muskelsystem	Angst	Waage
Zeigefinger	Nieren	17–19 Uhr	18–20 Uhr	Muskelsystem	Angst	Skorpion
Handmitte	Zwerchfell	19–21 Uhr	20–22 Uhr	Lebensquelle	Verzweiflung	Schütze
Handmitte	Nabelfunktionskreis	21–23 Uhr	22–0 Uhr	Lebensquelle	Verzweiflung	Steinbock
Mittelfinger	Galle	23–1 Uhr	0–2 Uhr	Blutsystem	Zorn, Wut	Wassermann
Mittelfinger	Leber	1–3 Uhr	2–4 Uhr	Blutsystem	Zorn, Wut	Fische

Wir lassen Sie natürlich nicht allein mit Technik und Tabelle, sondern wollen zumindest beginnen zu beschreiben, wie Sie die Fingerarbeit für sich nutzen können. Die Zusammenhänge sind vielfältig und sinnreich, sie öffnen einen weiteren Blick des Staunens über das Wunderwerk Mensch.

Wichtig: Alle Tageszeiten in der Tabelle links und in den folgenden Kapiteln und Tabellen beziehen sich auf die **Normalzeit**, also ohne Berücksichtigung der Sommerzeit!

Schon lange wird diskutiert, die Sommerzeit abzuschaffen, und die Wahrscheinlichkeit hat sich in den letzten Jahren erhöht. Allerdings besteht die Gefahr, dass sich Europa entscheidet, die **Sommerzeit** permanent zu machen. Für diesen Fall können Sie damit rechnen, dass sich der Körper allmählich, in individuell unterschiedlichem Tempo, an die »neue Zeitrechnung« anpasst. Ihre eigene Erfahrung wird Ihnen den Weg weisen.

Fingerarbeit und die Organe des Körpers

Die erste Spalte der Tabelle gibt den jeweiligen Finger an, in der zweiten Spalte finden Sie eine Zuordnung unserer inneren Organe zu den einzelnen Fingern. Die Frage, warum die Finger hier nicht in der Reihenfolge angegeben sind, wie sie auch unsere Hand bilden, beantwortet sich etwas später, wenn wir die weiteren Beziehungen beleuchten. Die Grundregel für die Beziehung zwischen Fingern und inneren Organen lautet:

> *Jedem Finger der menschlichen Hand und dem Handmittelpunkt sind über Energiebahnen innere Organe zugeordnet. Mittels der Technik der Fingerarbeit lässt sich über den jeweiligen Finger und den Handmittelpunkt das zugeordnete Organ positiv beeinflussen – zur Linderung, Heilung, Aktivierung, Harmonisierung, Therapiebegleitung.*

Mit Yoga vertrauten Leserinnen und Lesern wird auffallen, dass der Ringfinger für die Lunge zuständig ist – und nicht der Daumen, wie Sie es vielleicht gelernt haben. Das ist damit begründet, dass durch den Ringfinger die erste Lungenleitung, durch den Daumen die zweite Lungenleitung als Nebenleitung verläuft. Warum die Kunst des Yoga hier die Betonung auf die zweite Leitung gelegt hat, ist uns nicht bekannt. Vielleicht verbirgt sich aber hier der Grund, warum Yogalehrer manchmal Probleme mit Atmung und Sauerstoffversorgung haben. Noch einige Unterschiede zum Yoga sind zu erkennen, persönliche Erfahrung wird Ihnen hier den richtigen Weg weisen.

Wie Sie diese Information für sich umsetzen können, ergibt sich im Alltag ganz von selbst. Ein Beispiel: Angenommen, Sie haben häufiger unter Magendrücken zu leiden. Die Fingerarbeit am Daumen könnte hier eine kleine Soforthilfe bei akuten Schmerzen leisten und sie manchmal sogar zum Verschwinden bringen.

Natürlich hat es keinen Sinn, nur den Daumen zu bemühen, um eine Gastritis oder gar ein Magengeschwür zu beseitigen. Aber dennoch: Der Magen erhält sofort einen kleinen Energieschub, der mithilft, die Blockade aufzulösen.

Eine kleine Parabel vom Automobil (Folge 4)

Ein Autofahrer, der im Dunkel eines Wintermorgens seinen Autoschlüssel in den Schnee fallen lässt, würde mit der Suche nicht warten, bis ihm Flutlicht zur Verfügung steht oder die Sonne aufgeht. Eine kleine Taschenlampe oder ein Streichholz würde schon genügen. (Fortsetzung folgt)

Und oftmals kommt es ja vor, dass man die Ursache von Magenbeschwerden genau kennt und weiß, dass sie von selbst vergehen – etwa wenn Sie von lieben Freunden zum Essen eingeladen sind und zufällig Speisen auf den Tisch kommen, die Sie nicht vertragen. Oftmals will man da kein Spielverderber sein – und schon rumort es im Bauch. Ganz unauffällig können Sie in einem solchen Fall »zum Daumen greifen« und dem Körper signalisieren, dass Sie für ihn da sind.

Weitere Zusammenhänge: Der Zeigefinger beispielsweise ist meist der erste Finger, an dem sich Rheuma oder Gicht ankündigen, weil Nieren und Blase mit ihrer Entgiftungsarbeit nicht mehr nachkommen. Manchmal ist es auch der kleine Finger, in dessen Gelenken Schlacken abgelagert werden, wenn etwa das Herz durch Gewebeübersäuerung, Rauchen usw. überlastet ist und hier Mülldepots errichtet.

Wie Sie der Tabelle auf Seite 176 entnehmen können, ist die Handmitte für »Zwerchfell und Nabelfunktionskreis« zuständig. Vielleicht können Sie sich momentan wenig darunter vorstellen. Nun, das ist kein Wunder, denn beide Körperregionen sind gleichsam die stillsten in unserem treuen Vehikel Körper. Das Zwerchfell spüren Sie nur sehr selten, etwa beim Schluckauf, und den Nabelfunktionskreis kennen Erwachsene fast gar nicht mehr. Sie haben ihn betäubt.

Kinder dagegen leisten sich den Luxus der Lebendigkeit dieses Körperbereichs, weil sie durch ihn die Welt unmittelbar erfühlen. In dieser Region haben Kinder ihr berühmtes »Bauchweh« vor Schulprüfungen, das Bauchweh aufgrund seelischer Bedrückung und Verzweiflung. Das ist kein körperliches Leiden im eigentlichen Sinne, sondern der Nabelfunktionskreis, der sich hier meldet. Natürlich verwandelt sich dieses Bauchweh mit der Zeit in eine körperliche Störung, wenn die Ursache, die Ängste usw. sich nicht auflösen.

Halten Sie dann Kindern einmal ganz buchstäblich den Daumen – den Daumen des Kindes nämlich! Oder machen Sie mit ihnen die Fingerarbeit an der Handmitte, wenn sie in Situationen von seelisch bedingtem Bauchweh sind – und Sie werden ihren Sinn sehr schnell und unmittelbar erfahren. Und lehren Sie danach Ihre Kinder diese Praktik, besonders im Hinblick auf die sechste Spalte der Tabelle, die Gemütszustände. Prüfungsangst beispielsweise können Kinder sehr erfolgreich mit dem Zeigefinger in den Griff bekommen – im wahrsten Sinne des Wortes.

Generell ist die Handmitte also zuständig für Zwerchfell, Bauchspeicheldrüse, Nabelregion – für jene »Gefühle im Bauch«, die uns manchmal in der hereinbrechenden Nacht mit Macht beschleichen. Es ist auch die Quelle der Gefühle, die die Jugend abends auf die Idee kommen lässt, sie würde das Leben versäumen, wenn sie jetzt nicht ausgeht …

Womit wir zur nächsten Spalte kommen.

Die zwölf Organrhythmen im Tageslauf

Bringen wir nun die Spalten drei und vier der Fingerarbeit-Tabelle auf Seite 176 ins Spiel – die Uhrzeit in Kombination mit Organen und Fingern. Leserinnen und Leser unseres Buches *Aus eigener Kraft* haben sicherlich die Verbindung zwischen den Spalten zwei, drei und vier schon erkannt: Es handelt sich um die Hochphasen der Organe im Tagesablauf – jene zwei Stunden am Tag, in denen die jeweiligen Organe am besten und intensivsten arbeiten.

Hier lautet die Grundregel der Fingerarbeit wie folgt:

Mittels der Technik der Fingerarbeit lässt sich über den jeweiligen Finger und den Handmittelpunkt das zugeordnete Organ positiv beeinflussen – zur Linderung, Heilung, Aktivierung, Harmonisierung. Dabei ist die größte Wirksamkeit zu erzielen, wenn zusätzlich auf die Uhrzeit der Hochphase des jeweiligen Organs geachtet wird.

Als Beispiel soll hier dienen, dass das Herz zwischen elf Uhr vormittags und ein Uhr nachmittags am besten arbeitet und der Dünndarm danach für seine Arbeit nach Ruhe verlangt und uns eine leichte Müdigkeit schickt. Diese Müdigkeit ist es auch, die eine kleine Siesta um diese Zeit so erholsam und gesund (!) machen würde – wie es uns südliche Länder vormachen.

Die Fingerarbeit am kleinen Finger kann nun wie ein hochwillkommener Energieschub wirken, der die Tasse Kaffee überflüssig macht, wenn Sie sich eine kleine Ruhepause nicht leisten können oder wollen.

Hier sei die wichtige Anmerkung angebracht, dass die Kenntnis der Zeitpunkte der Hochphasen der Organe auch als diagnostisches Instrument anwendbar ist. Wenn Sie etwa immer um drei Uhr früh aufwachen (vier Uhr Sommerzeit), dann deutet das mit großer Sicherheit auf eine belastete Lunge hin – woher auch immer die Belastung kommen mag. Sie können jetzt sogleich die Fingerarbeit anwenden und den Ringfinger harmonisieren. Oftmals genügt das, um bald wieder einzuschlafen. Das sollte Sie jedoch nicht davon abhalten, nach den Ursachen zu forschen. Die Fingerarbeit vermag in diesem Fall zumindest wirkungsvolle Überbrückungshilfe zu geben. Wenn Sie sie sich zur Gewohnheit machen, tritt eine Besserung ein.

Als weitere diagnostische Funktion der Finger kann der leichte Schmerz dienen, der manchmal von bestimmten Fingergelenken ausgeht. Tut ein Gelenk des Zeigefingers weh, so sind möglicherweise entweder Blase oder Nieren belastet oder Sie haben seit Längerem schon vor irgendetwas Angst oder das Muskelsystem ächzt unter einer Last, etwa von nicht abgebauten Säuren usw.

Die sechs Funktionskreise

Wenden wir uns nun Spalte fünf zu, den »körperlichen Funktionskreisen«. Hier lautet die Grundregel:

> *Jedem Finger einer Hand und dem Handmittelpunkt sind körperliche Funktionskreise zugeordnet. Mittels der Technik der Fingerarbeit lässt sich über den jeweiligen Finger der zugeordnete Funktionskreis positiv beeinflussen – zur Linderung, Heilung, Aktivierung, Harmonisierung.*

Die tiefen Hautschichten: Was haben Ringfinger, Lunge und tiefe Hautschichten miteinander zu tun? Wussten Sie, dass Lungenkranke fast immer eine fahle, schlecht durchblutete Haut haben? Nachdem sich die Lunge in der Zeit von drei bis fünf Uhr morgens regeneriert, sehen wir das oft auch bei Menschen, die in dieser Zeit nicht schlafen können – bei Schichtarbeitern, Müttern mit Babys, die nicht durchschlafen, Flugpersonal auf Überseeflügen usw.

Die tiefen Hautschichten brauchen also ebenso wie die Lunge zu ihrer Regeneration die Ruhe am frühen Morgen. Über die Fingerarbeit am Ringfinger lässt sich manchmal schnell Leben in blasse Wangen zaubern.

Die oberen Hautschichten: Fast umgekehrt verhält es sich beim Funktionskreis obere Hautschichten. Wenn Sie die Zeit zwischen sieben und neun Uhr morgens verschlafen, wachen Sie in der Regel viel »zerknitterter« auf, als wenn Sie um sieben Uhr aus dem Bett hüpfen – unabhängig von der Schlafdauer! Sie tun den oberen Hautschichten Gutes, wenn Sie den Morgen wach und fröhlich begrüßen. Den »Daumen zu halten« hilft, wach zu werden, die Sorgen über Bord zu werfen und die Wangen zu glätten.

Das Knochensystem: Herz, Dünndarm, Knochensystem und kleiner Finger sind in Funktionskreisen eng verbunden. Im Embryo und später im Kind erfährt das Knochensystem seine Entwicklungsschübe zu dem Zeitpunkt, an dem der Mond das Tierkreiszeichen Steinbock durchwandert, aber auch besonders zwischen elf Uhr vormittags und drei Uhr nachmittags – durch die Tätigkeit von Herz und Dünndarm. Leiden Letztere, so leiden auch Entwicklung und Pflege des Knochensystems. Dem kleinen Finger eine Fingerarbeit zukommen zu lassen, das bedeutet in diesem Zeitraum dasselbe wie eine kleine Kalzium- und Vitaminspritze für müde Knochen.

Das Muskelsystem: Wenn die Nieren nicht gut arbeiten – etwa weil wir zu wenig trinken –, dann kann auch die Blase ihrer Arbeit nicht so erfolgreich nachkommen, wie es gedacht ist. Es kommt automatisch zu Einlagerungen von Schlacken im Muskelsystem und anfangs zu einer Art »Minirheuma«.

Sie wissen ja: Die Fingergelenke lassen sich auch als Diagnosegerät nutzen. Schmerzt eines der Gelenke des Zeigefingers etwas, so sollten Sie die Fingerarbeit machen und – viel trinken! Denn höchstwahrscheinlich sind Blase oder Nieren gerade irgendwie überanstrengt. Oder aber die Muskeln ächzen gerade unter irgendeiner Schlackenlast. Oder haben Sie vor irgendetwas Angst? Davon mehr bei der Besprechung von Tabellenspalte sechs.

Rheumatiker verspüren oftmals gerade nachmittags oder abends vermehrt Schmerzen, weil durch den Zusammenhang von Uhrzeit und Nieren beziehungsweise von Blase und Muskelarbeit die Schlacken vermehrt eingelagert und fühlbar werden.

Die Lebensquelle: Die Zeit zwischen 19 und 23 Uhr ist verbunden mit Handmitte, Zwerchfell/Nabelfunktion und dem Funktionskreis Lebensquelle. In dieser Zeit bekommt man direkt zu spüren, welche Sünden man tagsüber begangen hat. Die Nacht hat begonnen, Trübsinn droht. Die allertörichteste Handlung ist jetzt, den Fernseher einzuschalten, um sich »abzulenken«. Abzulenken wovon?

Wenn Sie diese Frage bis in den letzten Winkel ausleuchten, über den Grund sich austauschen mit Menschen, die Ihnen wohlgesinnt sind, und dann die Ursache abstellen, damit Sie sich nicht mehr ablenken müssen – was für ein Sieg! Ein neues Leben stünde Ihnen offen.

Die Fingerarbeit an der Handmitte hilft Ihnen, das Wichtige vom Unwichtigen zu unterscheiden. Und bringt Sie in Kontakt mit Ihrer Lebensquelle.

Das Blutsystem: Mit dem Begriff Blutsystem ist nicht der Kreislauf an sich gemeint, mit seinem Netzwerk aus Venen und Arterien und dem Herz als Mittelpunkt, sondern die Funktion des Blutes als Ernährer und Entgifter des Körpers.

Ein Mensch, der nicht in sich ruht, bringt sein gesamtes Blut durcheinander, sogar die chemische Zusammensetzung ändert sich radikal. Etwa vor und nach einem Zornesausbruch: Das Blut ist jeweils ein völlig anderes! Die Natur hat es deshalb hier sehr weise eingerichtet, dass sich das Blutsystem in der Zeit von elf Uhr abends bis drei Uhr nachts regeneriert – also am besten im Schlaf. Ebenso gilt aber, dass ungeliebte Arbeit, negative Gefühle, Alkohol usw. in diesen vier Stunden doppelt und dreifach negative Auswirkungen haben – auf Galle und Leber, aufs Blutsystem. Genauere Zusammenhänge erfahren Sie im Folgenden.

Die sechs Gemütszustände

Besonders interessant und wertvoll ist die Kenntnis des Zusammenhangs zwischen Gemütszuständen und Fingerarbeit (die sechste Spalte in der Tabelle auf Seite 176).

Jedem Finger einer Hand und dem Handmittelpunkt sind auch tief greifende negative Gemütszustände zugeordnet. Mittels der beschriebenen Technik der Fingerarbeit lässt sich über den jeweiligen Finger der zugeordnete Gemütszustand positiv beeinflussen – in Richtung Milderung, Entspannung, Beruhigung, Abschwächung, Ermutigung.

Früher kannte jedes Kind die Fingerarbeit, und man bediente sich einer Eselsbrücke, um sie sich zu merken, soweit es die Gemütszustände betraf. Was ja für Kinder meist der wichtigste Zusammenhang ist. Und so lauten die Merksätze, bezogen auf die Reihenfolge Daumen, Zeigefinger, Mittelfinger, Ringfinger, kleiner Finger und Handmittelpunkt:

»Der Daumen bringt Sorgen, der Finger die Angst. Die Wut ist verborgen, wenn trauern nicht kannst. Verstell nicht dein Leben, Verzweiflung sonst naht. Drum gib deine Hände in Gottes Gnad.«

Denken Sie nicht zu viel über diesen Vers nach, er war früher als einfacher Merkspruch zum Auswendiglernen gedacht und nicht, um einen geheimnisvollen, tieferen Sinn zu vermitteln. Die letzte Zeile sollte daran erinnern, dass die aneinandergelegten Innenflächen der Hand gleichzeitig ein wunderbarer Abschluss der Fingerarbeit sind, wenn es um Harmonisierung geht – in erster Linie der negativen Gemütszustände, aber auch bei der Konzentration auf angeschlagene Organe und Funktionskreise.

Die Fingerarbeit mit den Gemütszuständen ist also ungeheuer einfach und leicht zu merken. Dafür einige Beispiele:

- Sie schnappen sich Ihren **Daumen**, wenn chronische Sorgen Sie plagen. Und freuen sich, wenn die Nebel sich nach wenigen Sekunden oder Minuten lichten.

  Eine Anmerkung: Wenn Sie jemandem voll Begeisterung fest die Daumen halten, wird manchmal die Atmung sehr viel flacher, weil der zweite Lungen-Meridian (aus Akupunktur und Yoga bekannt) durch den Daumen verläuft und durchs Daumenhalten blockiert wird. Deshalb nach dem Daumenhalten alle Finger fest ausstrecken und bewusst wieder tief atmen.
- Sie bearbeiten den **Zeigefinger** Ihres Kindes, wenn es zum Zahnarzt muss. Und schauen zu, wie es sich beruhigt, als ob Sie ihm seine Lieblingsgeschichte vor dem Schlafengehen vorgelesen hätten. Legasthenisch veranlagte Kinder können mit dem Zeigefinger sehr gut behandelt werden. Das sind ja meist hochintelligente Kinder, die ihrer eigenen Gefühlswelt so sehr misstrauen, dass sie alles verstandes-

mäßig erfassen wollen. Ein guter Platz, Arbeiten nach dem Biorhythmus, weniger Kontrolle seitens der Eltern – und schon können die Kinder allmählich auch mithilfe der Fingerarbeit Selbstvertrauen gewinnen und innerlich zu mehr Ruhe finden.

- Sie fassen den **Mittelfinger**, wenn Sie sich beruflich mit einer Situation konfrontiert sehen, in der ein Zornesausbruch in der Luft liegt, weil »alles so ungerecht« ist! Und gewinnen genau den kühlen Kopf, der nötig ist, um den nächsten Schritt zu planen, ohne sich die Zukunft zu verbauen.
- Ihr **Ringfinger** ist an der Reihe, wenn Sie Grund zum Trauern haben, wenn Sie Abschied von etwas Geliebtem nehmen müssen und sich das Loslassen erleichtern wollen, indem Sie den Ringfinger *nicht* loslassen.
- Die Fingerarbeit am **kleinen Finger** kann Ihnen helfen, den Zwang abzulegen, immer jemand anderer sein zu müssen als der, der Sie wirklich sind. Wenn Sie stets nur Ihre beste Seite zeigen, auf Kosten der Wahrhaftigkeit, wenn Sie »zu gut sind, um wahr zu sein«, auf Kosten Ihres eigenen Lebens – dann kann Ihnen der kleine Finger das nötige Quäntchen Mut vermitteln, den Schritt in die Wirklichkeit zu tun. Dort ist die Luft zwar scheinbar kühler, der Ausblick aber viel schöner!

Gemocht zu werden aufgrund einer Show, die Sie abziehen, gehört zu den anstrengendsten Dingen, die man sich selbst antun kann. Zu den schlimmsten Schicksalen auf dieser Welt zählt großer Erfolg, erzielt mit einer ungeliebten Tätigkeit. Ein unsichtbares Gefängnis, das viel Charakterstärke verlangt, wenn man es endlich verlassen möchte. Die Arbeit an diesem Finger hilft auch, den Unsinn einer Lüge, die man plant, deutlicher zu erkennen – und dann vielleicht lieber bei der Wahrheit zu bleiben.

- Und schließlich der »Verzweiflungspunkt« – die **Handmitte**. Diesen Punkt zu drücken kann Erste Hilfe leisten bei prekären Situationen, in denen auf den ersten Blick jeglicher Ausweg blockiert ist. Oftmals hilft er dabei zu erkennen, dass es immer einen Ausweg gibt. Hilft, die Wahrheit des Sprichworts zu erkennen: »In dunkelster Nacht ist der Morgen am nächsten.« Dieser Punkt sollte nicht ausgelassen werden, wenn Sie es mit einem Anflug von Depression zu tun haben. Depression bedeutet fast immer, dass die »Wut gewonnen hat« und sich nach innen richtet. Also zuerst den Handmittelpunkt und dann den Mittelfinger bearbeiten.

* * *

Die Fingerarbeit kann Großartiges leisten. Haben Sie schon einmal einen sorgenvollen, deprimierten Menschen erlebt, der beispielsweise vor dem Fernseher sitzt und einer Fußballmannschaft die Daumen drückt? Natürlich nicht, denn Sie wissen jetzt, was geschieht, wenn Sie jemandem fest die Daumen drücken! Die angenehme »Nebenwirkung« ist nämlich, dass es Ihnen selbst besser geht.

Jeder Mensch, der ein wenig zu Hoffnungslosigkeit und Schwarzseherei neigt, sollte einmal versuchen, einfach nur die Daumen zu halten. Sofort erwacht die Lebensenergie, und der erste Schritt zum Durchbrechen des Teufelskreises ist getan. Würden Sie jetzt den Mut aufbringen, der Ursache Ihres Problems ins Auge zu schauen, so könnten Sie den nächsten – kleinen – Schritt machen, und den nächsten und den nächsten … Schritt für Schritt könnte der Organismus wieder zur optimalen Funktion zurückkehren.

Angesichts der Auswüchse unserer verrückten Leistungsgesellschaft entwickeln wir die Überzeugung, solch kleine Schritte wie Daumenhalten und all die kleinen Schritte, die folgen – wie etwa mehr Wasser trinken –, sind der »Mühe« nicht wert. Zwischen robuster Gesundheit und Ausfall und Krankenhaus fehlt uns oftmals der Mut zum Kompromiss.

Eine kleine Parabel vom Automobil (Folge 5)
Jeder Autofahrer weiß, wie sein Traumauto entsteht, nämlich Schritt für Schritt – zuerst als Idee im Kopf des Konstrukteurs mit einer Million Zwischenschritten bis hin zur ersten Tankfüllung und schließlich zum Umdrehen des Zündschlüssels. Er weiß auch, dass alle Mühe des Konstrukteurs vergeblich ist, wenn niemand den Führerschein macht. Wenn niemand Ziele hat, die er mit dem Auto aufsuchen möchte.
(Fortsetzung folgt)

Nur Mut also! Lernen Sie einfach anzunehmen, dass unser Konstrukteur, unser bester Freund sich mit uns etwas gedacht hat. Etwas sehr Schönes und höchst Sinnvolles.

Lernen Sie als Nächstes, guten von schlechtem Treibstoff zu

unterscheiden, und leisten Sie sich einige Fahrstunden, wenn Sie das Gefühl haben, noch nicht zu wissen, wohin die Reise geht. Gute Lehrer gibt es tatsächlich, auch wenn die schlechten viel attraktiver und lauter scheinen! Und wenn an Ihrem Vehikel was nicht stimmt, überblicken Sie das Ganze. Lassen Sie sich nicht zu Geringerem verführen, sondern gehen Sie bis auf den Grund, zu den Ursachen, hinab.

> ***Eine kleine Parabel vom Automobil (Folge 6)***
> *Jeder Autofahrer weiß, was er von einer Werkstatt zu halten hat, die die Roststelle an seinem treuen Gefährt mit Lack übersprüht – ohne Schleifen und Grundieren. Und vor allem: ohne zu prüfen, ob der Rost von innen kommt.*
> *Ein anderer Autofahrer, dessen Windschutzscheibe so verschmutzt ist, dass er nichts mehr sieht, hält am Straßenrand und ist verzweifelt. Dann rafft er sich auf, lässt sein Gefährt in die Werkstatt schleppen und will die Windschutzscheibe auswechseln lassen. Er hat nämlich noch nie davon gehört, dass man sie auch reinigen kann. Merkwürdig, dass wir oftmals mit genau dieser Behandlung zufrieden sind, wenn wir unseren Körper einem Arzt ausliefern.*
> *(Fortsetzung folgt)*

Wenn Sie ein dickes Knie haben, entziehen Sie nicht einfach mechanisch oder mit chemischen Keulen das Wasser, nur um später unter den Nebenwirkungen zu leiden oder immer wieder das Gleiche erleben zu müssen. Überlegen Sie in Ruhe, was die Ursache dafür sein könnte. Das Wasserdepot hat der Körper angelegt, um nicht von Ihnen vergiftet zu werden! Wir bräuchten nur für genug Wasser in der »Waschanlage« (Leber, Nieren, Blase usw.) zu sorgen. Forschen Sie nach Ursachen und wählen Sie erst dann die Therapie. Und jeden Tag ein paar Minuten Mondgymnastik...

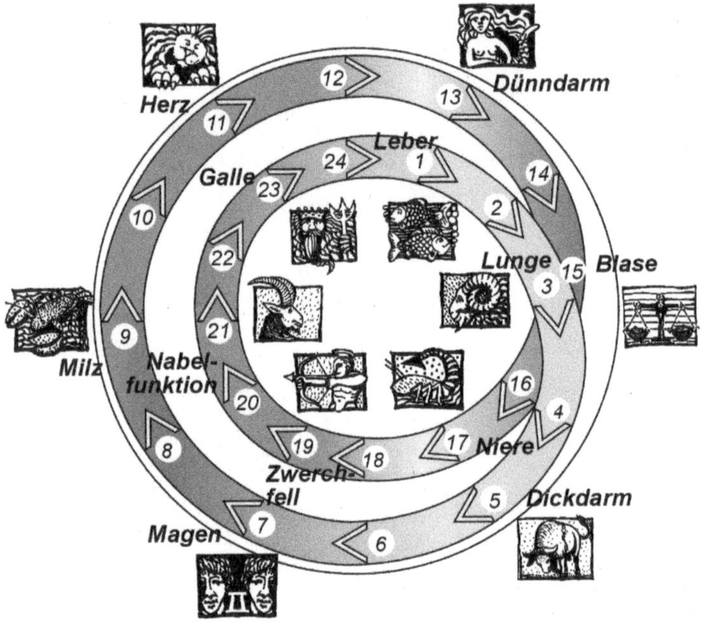

Siehe auch Anmerkung Seite 177.

Die zwölf kleinen Energiespiralen im Tageslauf

Für viele Leserinnen und Leser, die schon lange mit uns »reisen« und unsere Arbeit gut kennen, wird die letzte Spalte der Tabelle zur Fingerarbeit (Seite 176) eine Überraschung bringen – und vielleicht auf den ersten Blick ein wenig Verwirrung stiften. Sie erkennen alle Tierkreiszeichen, zugeordnet zu Fingern, Uhrzeiten, Gemütszuständen und Organen – aber nicht alle zu jenen Organen und Körperregionen, wie Sie es bisher gewöhnt waren.

Hier ist die Erklärung, in kurzen Merksätzen:

> *Jedes Tierkreiszeichen, das der Mond im Verlauf seiner 28-tägigen Wanderung durch den Tierkreis durchquert, berührt und beeinflusst bestimmte Organe und Körperregionen – die* ***mittlere Energiespirale*** *von Widder bis Fische, von der Kopfregion bis zu den Füßen.*
> *In ähnlicher Weise steht jedes Tierkreiszeichen im Tagesverlauf in Wechselwirkung mit zwölf zweistündigen* ***kleinen Energiespiralen,*** *beginnend mit Widder und Lunge um drei Uhr früh.*

Die Energiespiralen könnte man so zusammenfassen: Die ***große Energiespirale*** *entspricht der Sonnenwanderung durch den Tierkreis im Laufe eines Jahres, mit Beginn im März; die* ***zwölf mittleren Energiespiralen*** *entsprechen dem Mondlauf innerhalb eines Mondmonats (28 Tage) durch den Tierkreis; die* ***zwölf kleinen Energiespiralen*** *entsprechen der Wanderung der Stunden des Tages durch den Tierkreis, beginnend um drei Uhr früh.*

Wie Sie wissen, entwickelt sich ein Baby im Mutterleib innerhalb von etwa zehn Mondmonaten zu je 28 Tagen. Dabei erhält immer die jeweils vom Mond gerade regierte Körperregion des Embryos einen Entwicklungsschub – bei Mond im Widder die Kopfpartie, bei Mond im Stier der Halsbereich und so fort, bis der Mond in Fische den Füßen einen »Schubs« gibt. Wenn Sie unsere früheren Bücher noch nicht kennen, dann empfehlen wir die Lektüre unseres Buches *Aus eigener Kraft*, das diesen wunderbaren Kreislauf genau beschreibt.

Hier möchten wir zumindest beginnen, Sie mit einer weiteren Säule des Mondwissens vertraut zu machen: nämlich mit der einfachen Tatsache, dass nicht nur der Mondstand im Tierkreis Einflüsse auf alles Leben anzeigt, sondern auch gleichsam die Uhrzeit im Tierkreis. Die Zuordnung verhält sich, wie in der Tabelle auf Seite 230 ff. angegeben und wie im Folgenden geschildert.

Die »kleinen Energiespiralen« müssen Sie sich dabei wie einzelne Abschnitte einer Energieautobahn im Körper vorstellen, auf denen innerhalb der »zuständigen« Sektoren die Energie zwei Stunden in eine bestimmte Richtung und durch bestimmte Stationen fließt.

Empfinden Sie beispielsweise an irgendeinem Punkt entlang dieser zwölf Bahnabschnitte Unbehagen oder Schmerzen, dann ist eine der Durchgangsstationen überversorgt, die andere unterversorgt – gleichsam eine Abschnürung im Fluss der Energie, die vor dem Engpass einen Stau, danach ein Vakuum zur Folge hat. ***Schmerzen sind energetisch gesehen nichts anderes als blockierte Energie entlang von Energiekreisläufen im Körper.***

Vielleicht fällt es Ihnen noch leichter, sich diese Energiespiralen vorzustellen, wenn Sie an ein kleines Wartungsfahrzeug denken, das auf merkwürdigen, festgelegten Zickzack-Verkehrswegen den Körper durchfährt, immer Ausschau haltend nach Stellen und Regionen, wo es etwas zu versorgen und zu reparieren gibt.

Wichtig: Wenn bei der folgenden Darstellung der Energiewege von einer Körperseite die Rede ist (etwa rechte Augenbraue oder rechter Unterarm), dann durchwandert die Energie die jeweils andere Seite (linke Augenbraue, linker Unterarm) innerhalb der zwei Stunden der jeweiligen Energiespirale ebenfalls, aber etwas zeitversetzt.
Wird ein Körperteil durchwandert, der links und rechts vorhanden ist (beispielsweise Arme, Beine, Zehen, Ohren), ohne dass speziell eine Seite erwähnt wird, dann durchströmt die Energie beide Seiten gleichzeitig.

Mit der Beschreibung der *Körper-Seele-Brücken* bei jeder der zwölf Energiespiralen möchten wir Ihnen vermitteln, welche seelischen Problemkreise und Gedankenfolgen die Körperregionen der jeweiligen Energiespirale am stärksten belasten und zu körperlichen Störungen führen können.

Das gilt ebenso umgekehrt: Chronische Schmerzen in bestimmten Organen und Beeinträchtigungen der Körperfunktionen können relativ genau bestimmbare Auswirkungen auf die Seele haben. So hat beispielsweise eine Lungenkrankheit fast immer eine traurige, resignierte Grundstimmung zur Folge, weil die Lungen-Energiespirale eben mit dem Gemütszustand Trauer verflochten ist.

Diese Wechselwirkungen zwischen Körper, Seele und Zeitpunkt können Sie in vielfältigster Weise nutzen. Wir wollen hier nur andeuten, welche Möglichkeiten es gibt, und ihre ganze Fülle Ihrem Erfindungsgeist überlassen – bis wir in einem nächsten Buch genauer darauf eingehen werden.

Widder-Energiespirale

Uhrzeit: *3 bis 5 Uhr Normalzeit*
Organ: *Lunge*
Fingersystem: *Ringfinger*
Gemütszustand: *Trauer*

Der Zeitpunkt »drei Uhr morgens« bildet mit dem Tierkreiszeichen Widder den Anfang – gleichsam der Beginn des Lebens: mit der Lunge, mit dem ersten Ausatmen und Einatmen.

Nicht von ungefähr kommen sehr viele Babys »bevorzugt« in diesen beiden Stunden zur Welt, in der Hochphase der Lunge, und atmen zum ersten Mal aus. In Entsprechung hierzu erfährt also ein Baby im Mutterleib auch einen Wachstumsschub für die Lunge zwischen drei und fünf Uhr früh und einen Energieschub für die Widder-Energiespirale.

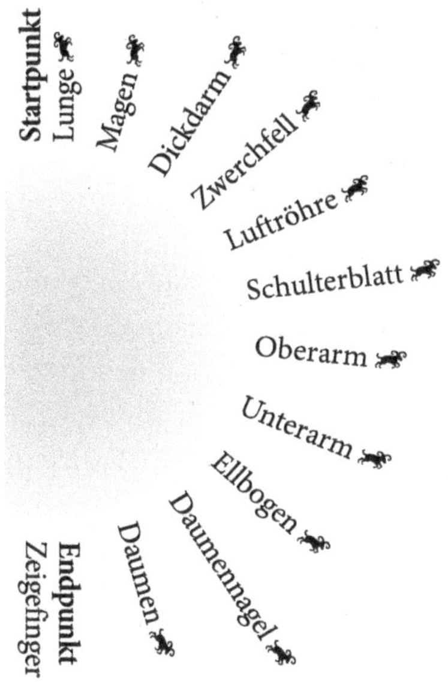

Jede Widder-Gymnastik oder Fingerarbeit am Ringfinger kräftigt und belebt alle Organe und Körperzonen entlang dieser Energiebahn. Steht gleichzeitig der Mond im Tierkreiszeichen Widder, so verstärkt sich die Wirkung einer Fingerarbeit für die Widder-Energiespirale.

Körper-Seele-Brücken: Gedankenkreisläufe wie »Ich habe die Nase voll«, »Ich bekomm hier keine Luft mehr« oder vor allem Gedanken der Trauer und des Nichtloslassens beeinflussen besonders stark Lunge und Blutsystem. Von ihnen geht im wahrsten Sinne des Wortes eine erstickende, die »Kehle zuschnürende« Wirkung aus. Wie auch ein trauriger Anlass im Alltag alle Körperzonen und Organe in dieser Spirale belasten und angreifen kann.

Wie Sie schon erfahren haben, lässt sich eine traurige Grundstimmung gut mit Fingerarbeit am Ringfinger beheben. Andersherum können körperliche Störungen innerhalb der kleinen Widder-Energiespirale eine traurige Seelenverfassung auslösen.

Das Gegenmittel besteht in der klaren Einsicht, dass alle Dinge im Fluss sind, dass das einzig Verlässliche die Vergänglichkeit ist, dass man sich vertrauensvoll dem Wandel hingeben kann – mit dem freien Willen als wichtigstem Gepäckstück. Veränderung, Entwicklung und Reifung ist unsere Natur – und nicht das Verharren, Festhalten und Einwurzeln.

Werfen Sie noch einmal einen Blick auf die Widder-Lunge-Energiespirale. An dieser Wechselwirkung können Sie erkennen, warum Erkältungen, Schnupfen, besonders chronischer Schnupfen, oft an Widder vorkommen oder ihren Anfang nehmen. Oder warum viele Menschen an Widder morgens zwischen drei und fünf Uhr früh von heftigen Hustenanfällen geplagt werden.

Sie erkennen aber auch, warum die Widder-Mondgymnastik besonders wirksam bei Problemen und Störungen in unserem Atemsystem ist. Nach und nach werden Sie immer vertrauter mit dem System der Energiespiralen und können dann für sich persönlich Schlüsse ziehen, die zwangsläufig zum Erfolg führen.

Stier-Energiespirale

Uhrzeit: *5 bis 7 Uhr Normalzeit*
Organ: *Dickdarm*
Fingersystem: *Ringfinger*
Gemütszustand: *Trauer*

Die Stier-Übungen der Mondgymnastik beleben alle Stationen auf der Stier-Energiespirale, die um fünf Uhr früh einsetzt.

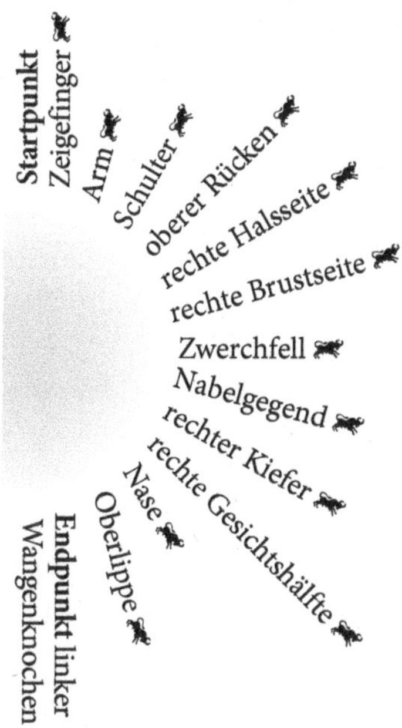
Startpunkt
Zeigefinger
Arm
Schulter
oberer Rücken
rechte Halsseite
rechte Brustseite
Zwerchfell
Nabelgegend
rechter Kiefer
rechte Gesichtshälfte
Nase
Oberlippe
Endpunkt linker
Wangenknochen

Innerhalb der zwei Stunden von fünf bis sieben Uhr wechselt der Dickdarm-Energiefluss auf die linke Körperseite und endet beim linken Wangenknochen.

Jede Stier-Gymnastik oder Fingerarbeit am Ringfinger kräftigt und belebt alle Organe und Körperzonen entlang dieser Energiebahn. Der Effekt einer Fingerarbeit für die Stier-Energiespirale verstärkt sich noch, wenn gleichzeitig der Mond im Tierkreiszeichen Stier steht.

Nachdem auch die Stier-Energiespirale mit dem Ringfinger und Trauer in Verbindung steht, lassen sich Trauergefühle positiv mit Fingerarbeit am Ringfinger beeinflussen. In umgekehrter Weise können körperliche Störungen innerhalb der kleinen Stier-Energiespirale traurige Gefühle auslösen.

Körper-Seele-Brücken: Sie kennen die Einladung, die Ihre Gedankenwelt an Hals- und Mandelentzündungen ausspricht? Sie lautet etwa so:

»Ich hätte viel zu sagen – Trauriges, Schönes, Zorniges –, aber ich trau mich nicht. Ich fürchte mich davor auszudrücken, was mir auf der Zunge liegt. Und es hinunterzuschlucken im guten Sinne gelingt mir auch nicht.«

Bewusste oder unbewusste Gedanken solcher Art bringen über die Stier-Energiespirale den Dickdarm aus dem Gleichgewicht. Er kann sie nicht »verdauen«. Während die Nase (Widder) eng mit der Lunge (Widder-Energiespirale im Tageslauf) verbunden ist, ist es bei der Speiseröhre (Stier) der Dickdarm (Stier-Energiespirale im Tageslauf). Merken Sie sich einfach: Die Verdauung beginnt im Mund und endet im Dickdarm.

Generell schadet alles, was Sie nicht verdauen können, dem Dickdarm, ob materiell oder seelisch. Den größten seelischen Einfluss haben hier wieder Trauergefühle, das Nicht-loslassen-Können.

Wenn Sie Probleme haben, sich allgemein verständlich auszudrücken, dann sollten Sie sich einfach immer vor Augen halten, dass Sie es keinem Menschen jemals endgültig recht machen können, geschweige denn vielen Menschen. Handeln Sie stattdessen so, dass Sie mit sich selbst zufrieden sind. Rechenschaft sind Sie nur einem schuldig: nämlich unserem wahren CHEF. Und der ist unglaublich viel nachsichtiger als fast jeder Mensch, der auf Erden wandelt. Sie haben das Recht, nicht alles zu schlucken, was Ihnen vorgesetzt wird. Es steht Ihnen zu, sich Gehör zu verschaffen für Ihre eigenen Belange. Und vergessen Sie nicht die regelmäßige Stier-Mondgymnastik. Sie stärkt dort, wo Sie es am meisten brauchen.

Zwillinge-Energiespirale

Uhrzeit: *7 bis 9 Uhr Normalzeit*
Organ: *Magen*
Fingersystem: *Daumen*
Gemütszustand: *Sorgen*

Die Zwillinge-Übungen der Mondgymnastik beleben die Zwillinge-Energiespirale, die um sieben Uhr früh einsetzt.

Startpunkt linker Wangenknochen
Augenbrauenmitte
unterhalb des linken Auges
linker Kieferknochen
linke Augenbraue
linkes Ohr
linkes Schulterblatt
Magen
Nabel
rechter Oberschenkel innen
Knie außen
Gallenblase
rechte Niere
12. Brustwirbel
Milz
linke Niere
Außenseite rechtes Bein
mittlerer Zeh
Endpunkt großer Zeh

Innerhalb der zwei Stunden von sieben bis neun Uhr wechselt der Magen-Energiefluss von der linken auf die rechte Körperseite und endet beim großen Zeh beider Füße.

Jede Zwillinge-Gymnastik oder Fingerarbeit am Daumen kräftigt und harmonisiert alle Organe und Körperzonen entlang dieser Energiebahn, am intensivsten natürlich in der Zeit von sieben bis neun Uhr früh. Der Effekt einer Fingerarbeit für die Zwillinge-Energiespirale verstärkt sich noch, wenn gleichzeitig der Mond gerade das Tierkreiszeichen Zwillinge durchwandert.

Eine sorgenvolle Grundstimmung lässt sich mit Fingerarbeit am Daumen abstellen. Körperliche Störungen innerhalb der kleinen Zwillinge-Energiespirale vermögen eine bekümmerte Gemütslage auszulösen. Wie auch ein Sorgen bringendes Ereignis im Alltag die Körperzonen und Organe in dieser Spirale belasten und angreifen kann.

Körper-Seele-Brücken: Schwere Schultern, schwerer Magen und drückende Sorgen sind Brüder, wie Ihnen die Zwillinge-Energiespirale zeigen kann. »Ich schinde mich ab, und trotzdem mag mich keiner. Das Leben schmeckt wirklich bitter« – solche Gedanken sind die erfolgreichste Einladung für Rheuma. Denn was dem Magen zu viel wird, das »schenkt« er den Körpergeweben. Und belastete, übersäuerte Gewebe sind Auslöser Nummer eins für rheumatische Beschwerden.

Wenn solche Gedankenketten Sie heimsuchen, dann sollten Sie allmählich daran denken, das allzu schwere »Päckchen« auf Ihren Schultern dem zu überreichen, für den es bestimmt ist.

Der Morgen sollte immer von guten Gedanken begleitet werden. Nichts schadet dem Magen mehr, als ein Morgenmuffel zu sein. Vielleicht überrascht Sie jetzt nicht mehr, dass man Morgenmuffeln an Zwillinge-Tagen besonders häufig begegnet. (Zu den Tageszeiten siehe auch Anmerkung Seite 177.)

Sie sollten nicht alles so schwernehmen. »Jeder hat sein Päckchen zu tragen!«, sagen viele. Das stimmt auch, weil wir ohne solche Lasten Heilige wären. Aber wir haben immer die Wahl, ob wir unsere seelischen Schultern mit allzu schweren Päckchen überlasten oder nicht. Entscheiden Sie sich, dass für Sie das Glas ab heute immer halb voll ist.

Krebs-Energiespirale

Uhrzeit:	*9 bis 11 Uhr Normalzeit*
Organ:	*Milz*
Fingersystem:	*Daumen*
Gemütszustand:	*Sorgen*

Die Krebs-Übungen der Mondgymnastik beleben die Krebs-Energiespirale, die um neun Uhr früh einsetzt.

Jede Krebs-Gymnastik oder Fingerarbeit am Daumen kräftigt und harmonisiert alle Organe und Körperzonen entlang dieser Energiebahn, besonders in der Zeit von neun bis elf Uhr. Der Effekt einer Fingerarbeit für die Krebs-Energiespirale verstärkt sich, wenn gleichzeitig der Mond im Tierkreiszeichen Krebs steht.

Ein Beispiel für die Anwendung dieser Information: Das Signal »Schmerzen in den Kniekehlen« könnte auf eine Überlastung der Milz hindeuten, die für die Produktion der weißen Blutkörperchen zuständig ist. Am besten wäre es, sofort etwas fürs Immunsystem zu tun.

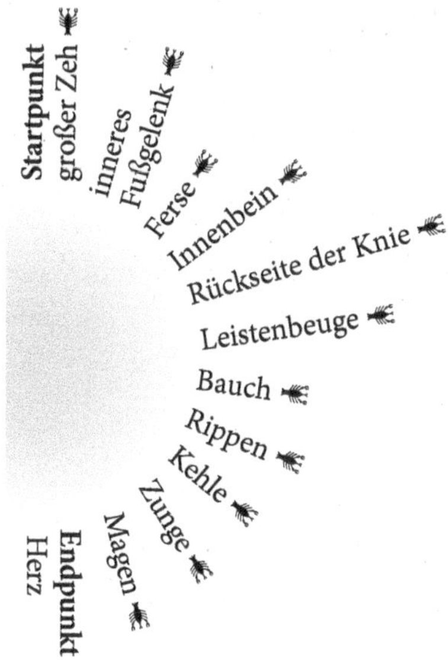

Gerade an Krebs-Tagen macht man sich nicht selten zu viele Sorgen. Praktizieren Sie einfach häufiger die Fingerarbeit am Daumen, und alles wird leichter werden.

Körper-Seele-Brücken: Die Krebs-Energiespirale und die Organe in ihrem Verlauf geraten unter starken Druck durch unausgesprochene Ängste und Probleme, falsche Zurückhaltung und allzu übertriebene Sorgen um andere Menschen. Auch wer es jedem recht machen möchte, wer wie ein »Krebs eine Schale« trägt, um niemandem zur Last zu fallen, wer ständig »gute Miene zum bösen Spiel« macht, der belastet seinen Körper und besonders über die Milz sein Immunsystem.

Das Gegenmittel besteht darin zu lernen, sich freizuschwimmen und zuzugestehen, dass auch andere Menschen Verantwortung tragen können. Der Schwerpunkt »Sorgen« in diesem Kreislauf hat eine besondere Anwendungsmöglichkeit: Vielleicht ist Ihnen schon aufgefallen, dass manche chronisch sorgenvollen Menschen einen stark nach oben gekrümmten Daumen haben. Tägliche Fingerarbeit am Daumen zwischen neun und elf Uhr vormittags würde im Lauf der Zeit den Daumen »gerade biegen«.

Löwe-Energiespirale

Uhrzeit:	*11 bis 13 Uhr Normalzeit*
Organ:	*Herz*
Fingersystem:	*kleiner Finger*
Gemütszustand:	*Verstellung*

Die Löwe-Übungen der Mondgymnastik beleben die Löwe-Energiespirale, die um elf Uhr vormittags übernimmt.

Jede Löwe-Gymnastik oder Fingerarbeit am kleinen Finger kräftigt und harmonisiert alle Organe und Körperzonen entlang dieser Energiebahn, besonders in der Zeit von 11 bis 13 Uhr. Der Effekt einer Fingerarbeit für die Löwe-Energiespirale verstärkt sich, wenn gleichzeitig der Mond im Tierkreiszeichen Löwe steht.

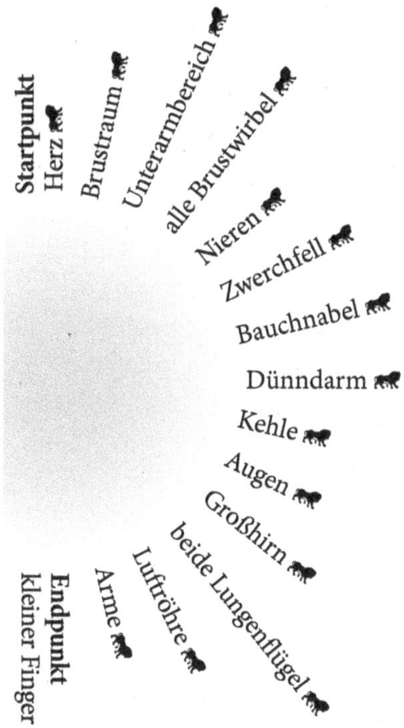

Körper-Seele-Brücken: Die Herzregion birgt die Kraft der Liebe. Bringen wir dieses wichtigste Element unseres Lebens nicht zur Entfaltung, aus welchen Gründen auch immer, so schnüren wir das Herz ab. Gedankenketten wie die folgenden versetzen das Herz auch körperlich unter Druck und mit ihm alle Organe und Regionen entlang der Löwe-Energiespirale: »Es bricht mir schon lange das Herz.« – »Ich kann mich über nichts mehr freuen.« – »Das Leben ist ein einziger Stress!« – »Geld regiert die Welt.« – »Was zählt schon Freundschaft?« –

»Die Liebe und Anerkennung zu gewinnen, die ich brauche, wird mir sowieso nicht gelingen. Aber ich werde nie aufhören, es zu versuchen!«

Wir haben uns einreden lassen, Liebe sei ein sentimentales Gefühl. Das stimmt nicht, denn das Wesen von Gefühlen ist ihr ständiger Wandel, sie sind nur Begleiterscheinungen anderer Dinge, von Gedanken und Wahrnehmungen. Man kann nicht auf etwas bauen, das sich wie Treibsand ständig ändert.

Liebe ist das, was uns am Leben erhält, was beseelt und heilt und immer da ist – für Sie und für alle. Aber nur, wenn sie vorbehaltlos gegeben wird, ohne Hintergedanken und Erwartungen. Je mehr man davon gibt, desto mehr ist da. Ebenso wichtig ist, sie annehmen zu können, wenn man ihr begegnet.

Jungfrau-Energiespirale

Uhrzeit:	*13 bis 15 Uhr Normalzeit*
Organ:	*Dünndarm*
Fingersystem:	*kleiner Finger*
Gemütszustand:	*Verstellung*

Die Jungfrau-Übungen der Mondgymnastik beleben die Jungfrau-Energiespirale, die um 13 Uhr übernimmt.

Innerhalb der zwei Stunden von 13 bis 15 Uhr wechselt der Dünndarm-Energiefluss auf die linke Körperseite und endet bei der Stirn.

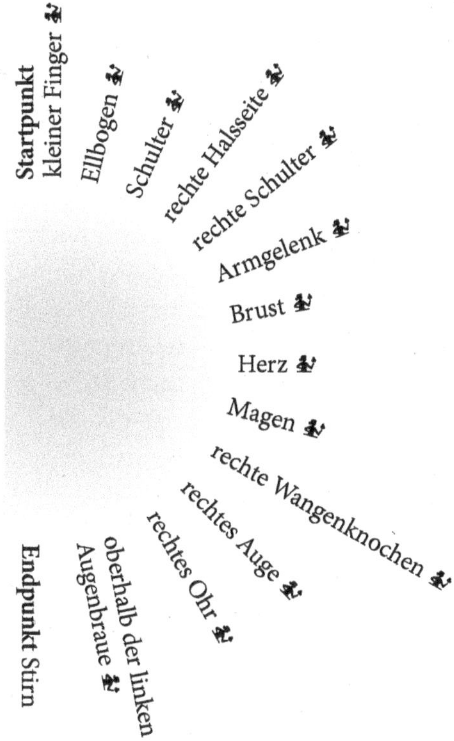

Jede Jungfrau-Gymnastik oder Fingerarbeit am kleinen Finger kräftigt und harmonisiert alle Organe und Körperzonen entlang dieser Energiebahn, besonders in der Zeit von 13 bis 15 Uhr. Der Effekt einer Fingerarbeit für die Jungfrau-Energiespirale verstärkt sich, wenn gleichzeitig der Mond im Tierkreiszeichen Jungfrau steht.

Jungfrau-Tage im Mondzyklus sind gute Bluttage, beispielsweise für Eigenbluttherapie, für das Einnehmen roter

Säfte zur Blutbildung usw. Hier schließt sich der Kreis zum Dünndarm, der das Ergebnis seiner Arbeit dem Blut übergibt.

Ein Beispiel noch an dieser Stelle für den Umgang mit den Energiespiralen: Angenommen, Sie spüren regelmäßig zwischen 13 und 15 Uhr (oder über längere Zeit) an einem Gelenk Ihres kleinen Fingers leichte Schmerzen, dann könnte das ein Zeichen für einen belasteten oder mangelhaft funktionierenden Dünndarm sein. Eine Fingerarbeit über mehrere Tage könnte in diesem Fall »Erste Hilfe« leisten. »Zweite Hilfe« muss allerdings die Beseitigung der Ursache sein – ob seelischer oder beispielsweise ernährungsbedingter Natur.

Körper-Seele-Brücken: Nichts haben wir so perfekt gelernt, wie uns zu verstellen. Die gravierendsten Auswirkungen hat diese Fähigkeit, wenn wir auch zu uns selbst nicht ehrlich sind. Wie kann man denn wirklich glücklich werden? Selbst wenn wir uns glücklich fühlen, trauen wir dem Frieden nicht, weil wir uns auf uns selbst nicht verlassen können. Es ist eine schlimme Volkskrankheit, die fast unbemerkt bleibt und die sich in der Verdauungstätigkeit unseres Körpers in negativster Weise auswirkt, aber auch an allen Stationen der Jungfrau-Energiespirale.

Verstellung, Selbstbetrug und Gedankenfolgen wie »Ich kann das alles nicht verdauen«, »Ich hänge so an der Vergangenheit«, »Veränderung/Bewegung macht mir Angst«, »Nur schlank macht glücklich« – all das übt starken Druck auf Dünndarm und Jungfrau-Energiespirale aus.

Vergangenes muss richtig verdaut werden. Es gibt kein größeres Abenteuer, als der Wirklichkeit vorbehaltlos, ohne Zorn, Bedauern und Selbstkritik ins Gesicht zu schauen. Man hat dabei nichts zu verlieren, jedoch alles zu gewinnen! Sagen Sie Ja zu Veränderungen. Veränderung ist Bewegung. Bewegung bringt Energie ins Fließen. Fließende Energie löst Blockaden in Körper, Kopf und Herz. Gelöste Blockaden setzen Freude und Kraft frei. Freigesetzte Freude hilft beim Gesundbleiben und Gesundwerden – überall in Körper, Geist und Seele. Erstarrung ist das Prinzip des Sterbens, Bewegung das Prinzip des Lebens.

Waage-Energiespirale

Uhrzeit: *15 bis 17 Uhr Normalzeit*
Organ: *Blase*
Fingersystem: *Zeigefinger*
Gemütszustand: *Angst*

Die Waage-Übungen der Mondgymnastik beleben die Waage-Energiespirale, die um 15 Uhr beginnt.

Jede Waage-Gymnastik oder Fingerarbeit am Zeigefinger kräftigt und harmonisiert alle Organe und Körperzonen entlang dieser Energiebahn, besonders in der Zeit von 15 bis 17 Uhr. Der Effekt einer Fingerarbeit für die Waage-Energiespirale verstärkt sich, wenn gleichzeitig der Mond im Tierkreiszeichen Waage steht.

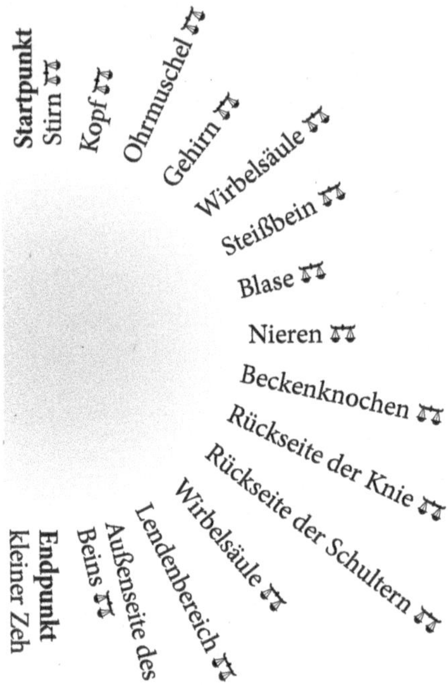

Damit die Blase optimal funktionieren kann, ist es auf Dauer unumgänglich, mindestens zwei Liter Wasser täglich zu trinken, idealerweise zwischen 15 und 19 Uhr. Natürlich können wir viele Jahre oder gar Jahrzehnte gegen diese Regel verstoßen, aber irgendwann holt uns die Wirklichkeit ein – nämlich indem sie uns klarmacht, dass es unmöglich ist, gesund zu bleiben, ohne viel Wasser zu trinken. Warten Sie also nicht so lange. Beginnen Sie am besten mit gezielter Mondgymnastik an Waage-Tagen und trinken Sie zumindest nachmittags in reichlicher Menge.

Körper-Seele-Brücken: »Meine Überzeugungen lass ich mir nicht nehmen. Wer sagt mir denn, dass ich mit einer anderen Einstellung besser fahre? Wer garantiert mir das? – Ich bin stocksauer über all diesen neumodischen Kram.« Gedanken dieser Art, »gepflegt und gehegt«, versetzen die Waage-Energiespirale unter Druck und mit ihr besonders die Blasenfunktion. Auch die Nieren sind davon stark betroffen.

Das Umgekehrte kann ebenfalls wirken: Menschen, die unter Nierenfunktionsstörungen leiden, werden im Lauf der Zeit immer verbissener und beharren auf Überzeugungen, die längst für jedermann sichtbar überholt sind.

Sie sollten darüber meditieren, dass keine Versicherung, keine Garantieerklärung, kein Versprechen, keine Bürgschaft Sie jemals vor der Wahrheit schützt: Nämlich dass das, was gestern gültig war und sich bewährt hatte, heute nutzlos und nichtig sein kann – und dies oftmals auch ist.

Wie lange ein Mensch braucht, um sich mit dem Auf und Ab des Lebens anzufreunden, ob es überhaupt gelingt, darauf nimmt der Wandel keine Rücksicht – glücklicherweise. Denn sonst gäbe es keine Geburt und keinen Tod, beides befreiende und belebende Geschehnisse. Selbstverständlich ist zu einer solchen Einsicht ein gewisses Maß an echtem Glauben nötig. Dieses Maß ist genau genommen immer nötig. Sonst gäbe es absolut nichts auf der Welt, das irgendeinen Sinn ergibt, der von Dauer ist.

Skorpion-Energiespirale

Uhrzeit:	*17 bis 19 Uhr Normalzeit*
Organ:	*Nieren*
Fingersystem:	*Zeigefinger*
Gemütszustand:	*Angst*

Die Skorpion-Übungen der Mondgymnastik beleben die Skorpion-Energiespirale, die um 17 Uhr beginnt.

Jede Skorpion-Gymnastik oder Fingerarbeit am Zeigefinger kräftigt und harmonisiert alle Organe und Körperzonen entlang dieser Energiebahn, besonders in der Zeit von 17 bis 19 Uhr. Der Effekt einer Fingerarbeit für die Skorpion-Energiespirale verstärkt sich, wenn gleichzeitig der Mond im Tierkreiszeichen Skorpion steht.

Ähnlich wie bei der Blase sind auch die Nieren niemals fähig, optimal zu arbeiten, wenn wir zu wenig trinken. Zwar können wir uns jahrelang »über Wasser« halten, aber die Ernüchterung kommt gewiss. Es gibt einen guten Grund, warum wir im Alter oftmals im wahrsten Sinne des Wortes verschrumpeln. Dabei wäre eine einfache und mühelose Abhilfe vorhanden …

Kreuzschmerzen zwischen 17 und 19 Uhr sollten Sie niemals unterschätzen oder ignorieren. Fast immer handelt es sich dabei um Ausstrahlungen der Niere, die damit eine Überlastung zu erkennen gibt. Mit irgendetwas wird sie nicht fertig (meist Weißmehl). In der Zeit von 19 bis 21 Uhr dage-

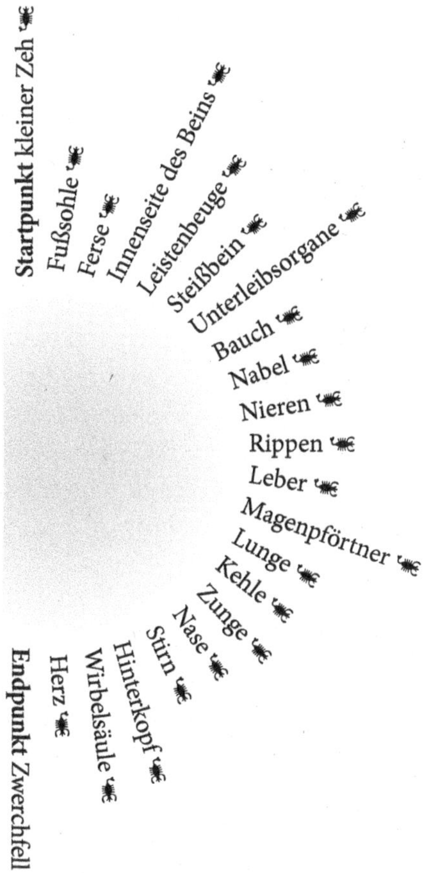

gen arbeiten die Nieren auf Sparflamme. Auch deshalb ist ein schweres Essen (auch Salate gehören dazu!) in dieser Zeit so belastend für den Körper. Was Leber und Nieren in dieser

Zeit nicht mehr schaffen, bekommen wir in den Morgenstunden als sogenannte »Kreuzschmerzen« zu spüren. Ähnlich wie die Nieren arbeitet auch die Leber meist klaglos. Leber- und Nierenschmerzen sind sehr selten, und wenn, dann kündigen sich ernstere Dinge an. Die Robustheit der wichtigsten Verdauungs- und Entgiftungsorgane ist auch nötig bei all dem Müll, den uns Nahrungsmittelindustrie und Billigkantinen auftischen. In gewisser Weise ist sie ein Nachteil, denn würden Leber und Nieren jedes Mal Alarm schlagen und ihre Schwerstarbeit durch Schmerzen kundtun, wenn wir sie mit Stopfblähfüllmitteln statt Lebensmitteln malträtieren, so hätten wir uns niemals von biologischen und menschengerechten Nahrungsmitteln entfernt. Nestlé, Danone, Monsanto und all die vielen anderen Firmen hätten keine Chance (außer sie steigen auf »menschenfreundliche Produkte« um).

Ja, wir wären sogar niemals auf die Idee gekommen, tierisches Eiweiß in Form von Fleisch, Eiern und Milchprodukten in unseren Speisezettel aufzunehmen. Das glauben Sie nicht? Ernähren Sie sich einmal nur eine oder zwei Wochen lang von guten biologischen Dingen ohne tierisches Eiweiß. Die Erfahrung wird Ihnen den Weg weisen.

Die vielen Stationen der Skorpion-Energiespirale lassen Sie schon erkennen, was alles schiefgehen kann, wenn die Nieren ihr Werk wegen Flüssigkeitsmangel nicht gut verrichten können und die Belastung an andere Stationen der Spirale weiterreichen müssen.

Bedenken Sie: Pro Minute fließt ein ganzer Liter Blut durch

die Nieren, pro Tag also etwa 1400 Liter! Unterstützen wir also die Arbeit dieses Organs durch viel, viel Wassertrinken, in jedem Alter.

Körper-Seele-Brücken: »Das geht mir an die Nieren!« – »Ich bin sooo enttäuscht.« – »Ich habe mir so viel vorgenommen, aber jetzt habe ich versagt.« – »Was werden die Leute sagen? Ich schäme mich so.« – Solche Gedanken kühlen die Nieren ab und belasten sie stark. Das Gegenmittel ist Herzenswärme. Und vielleicht die Erkenntnis, dass Misserfolge eigentlich das Salz des Lebens sind. Erfolge sind die Bestätigung einer Fähigkeit, Fehler dagegen eine willkommene Chance zu erkennen, woran es mangelt, daraus zu lernen und sich zu entwickeln: »Aha, so geht es also nicht. Probieren wir etwas anderes.«

Schütze-Energiespirale

Uhrzeit: *19 bis 21 Uhr Normalzeit*
Organ: *Zwerchfell*
Fingersystem: *Handmitte innen*
Gemütszustand: *Verzweiflung*

Die Schütze-Übungen der Mondgymnastik beleben die Schütze-Energiespirale, die um 19 Uhr von Skorpion übernimmt.

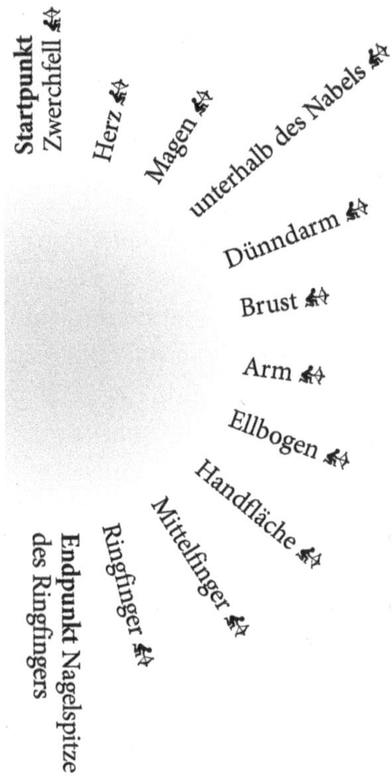

Jede Schütze-Gymnastik oder Fingerarbeit am Handmittelpunkt kräftigt und harmonisiert alle Organe und Körperzonen entlang dieser Energiebahn, besonders in der Zeit von 19 bis 21 Uhr. Der Effekt einer Fingerarbeit für die Schütze-Energiespirale verstärkt sich, wenn gleichzeitig der Mond im Tierkreiszeichen Schütze steht.

Körper-Seele-Brücken: Bis zum Abend, bis zur Phase zwischen 19 und 21 Uhr, sollten wir unsere »Sinne beisammenhaben«. Diese beiden Stunden besitzen die Eigenschaft, alle kreisenden Gedanken stärker als sonst Frucht bringen zu lassen, die positiven wie aber auch die negativen. Der Blutkreislauf verbreitet immer alle Gedanken im Körper, zwischen 19 und 21 Uhr jedoch ganz besonders intensiv.

Venenleiden in Ober- und Unterschenkeln sind nicht selten Folge negativer Gedankenkreisläufe, speziell wenn es um die Fähigkeit geht, sich von alten Dingen gedanklich zu trennen. Wer nicht loslassen kann, leidet oftmals unter Verstopfung und belastet damit das Blut und die Venen. Das Gegenmittel wäre der Blick in die Zukunft, auf etwas Neues, Schönes, Erstrebenswertes.

Steinbock-Energiespirale

Uhrzeit: *21 bis 23 Uhr Normalzeit*
Organ: *Nabel*
Fingersystem: *Handmitte innen*
Gemütszustand: *Verzweiflung*

Die Steinbock-Übungen der Mondgymnastik beleben die Steinbock-Energiespirale, die um 21 Uhr von Schütze übernimmt.

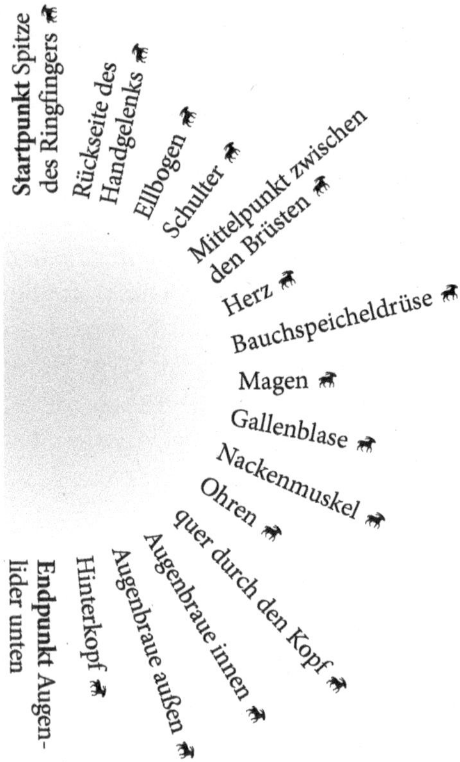

Jede Steinbock-Gymnastik oder Fingerarbeit an der Handmitte innen kräftigt und harmonisiert alle Organe und Körperzonen entlang dieser Energiebahn, besonders in der Zeitspanne von 21 bis 23 Uhr. Der Effekt einer Fingerarbeit für die Steinbock-Energiespirale verstärkt sich, wenn gleichzeitig der Mond das Tierkreiszeichen Steinbock durchwandert.

Körper-Seele-Brücken: »Ich habe an nichts mehr Freude!« – dieser Gedanke vergiftet im wahrsten Sinne des Wortes das Blut. Wir sollten hinzufügen: »Wenn es nicht nach meinem Kopf geht.« Denn das ist meist der Fall, wenn Freude ausbleibt. Verzweiflung empfindet jeder Mensch anders und unter anderen Voraussetzungen, aber ausnahmslos ist es eine nur scheinbar ausweglose Situation, die sie verursacht!

Wir vergessen nur allzu leicht, dass »Dein Wille geschehe«. Ganze Tage, ja ganze Wochen verbringen wir damit, alles nach unserem Willen und unserer Vorstellung zu gestalten. Bis wir wieder einmal, zum x-ten Mal, gegen eine Wand prallen. Würden wir einerseits lernen hinzunehmen, was nicht zu ändern ist, andererseits tun, was unsere Aufgabe ist, und vor allem lernen, zwischen beidem zu unterscheiden, dann bräuchten wir nicht so viele Lektionen, die das Leben ganz gewiss für uns bereithält.

Nicht ein einziges unschönes Erlebnis, kein einziges unangenehmes Gefühl, das zufällig daherkommt, das ohne Sinn und Bedeutung in unserem Leben wäre. Die geringste Kleinigkeit, die uns »zustößt«, ist gesandt von einem, der uns helfen will, aus der Starre aufzuwachen.

Die »Kopf-durch-die-Wand«-Energie, derer sich viele bedienen, bringt nur scheinbar weiter. Mit unseren echten Gefühlen sind wir dann allein, besonders intensiv fühlbar zwischen 21 und 23 Uhr.

Vielleicht fehlt uns aber nur das Händehalten, die Fingerarbeit mit der Handmitte. So wie zwischen 19 und 21 Uhr die Energiesammlung beginnt, so steigert sie sich zwischen 21 und 23 Uhr. Danach sind alle Informationen und Gedanken schon direkt im Blut, und die Leber kann sich zwischen ein und drei Uhr früh intensiv darum kümmern, bis dann ein neuer Kreislauf beginnt.

Wassermann-Energiespirale

Uhrzeit:	*23 Uhr bis 1 Uhr Normalzeit*
Organ:	*Galle*
Fingersystem:	*Mittelfinger*
Gemütszustand:	*Wut, Zorn*

Die Wassermann-Übungen der Mondgymnastik beleben die Wassermann-Energiespirale, die um 23 Uhr beginnt.

Die meisten inneren Organe regenerieren sich nachts. Deshalb ist ausreichend Nachtschlaf so wichtig. Viele Schichtarbeiter oder Mütter mit kleinen Babys kommen da oftmals zu kurz – mit entsprechenden Folgen. Kein Wunder auch, wenn so manche seelische Verfassung während dieser zwei Stunden in Wut ausartet, weil auch noch der entsprechende Gemütszustand in Bezug zu den Stunden zwischen 23 Uhr und drei Uhr früh steht.

Körper-Seele-Brücken: »Ich habe an nichts mehr Freude!« – dieser negative Gedankengang belastet häufig auch die Wassermann-Energiespirale zwischen 23 und ein Uhr. Er wirkt dann direkt auf die Arbeit der Galle, die jetzt im wahrsten

Startpunkt Augenlid unten
Wangenknochen
Ohrrückseite
Ohrmuschel
Hinterkopf
Stirn
Schulter
Armgelenk
Brustraum
Gallenblase
Magen
Nabel
Leber
Milz
Bauchspeicheldrüse
Becken
Mastdarm
Außenseite der Beine
äußeres Fußgelenk
quer über die Oberseite des Fußes
vierter Zeh
Endpunkt Nagel des großen Zehs

Sinne des Wortes »übergehen« kann. Hier (und nicht nur im Alkohol) liegt der Hauptgrund verborgen, warum es gerade in diesen beiden Stunden am häufigsten zu tätlichen Auseinandersetzungen kommt. »Ich ärgere mich bis aufs Blut«, »Ich könnte vor Wut explodieren« – Gedanken dieser Art begleiten oft die auslösende Stimmung.

Probieren Sie es aus, wenn Sie diesen Zusammenhang bei sich kennen, und greifen Sie unauffällig den Mittelfinger für eine beruhigende Fingerarbeit. Das Ergebnis wird für sich selbst sprechen – ganz abgesehen davon, dass Sie sich ja jetzt auch ein wenig Zeit zum Beruhigen genommen haben …

Fische-Energiespirale

Uhrzeit: *1 Uhr bis 3 Uhr Normalzeit*
Organ: *Leber*
Fingersystem: *Mittelfinger*
Gemütszustand: *Wut, Zorn*

Die Fische-Übungen der Mondgymnastik beleben die Fische-Energiespirale, die um ein Uhr früh von Wassermann übernimmt.

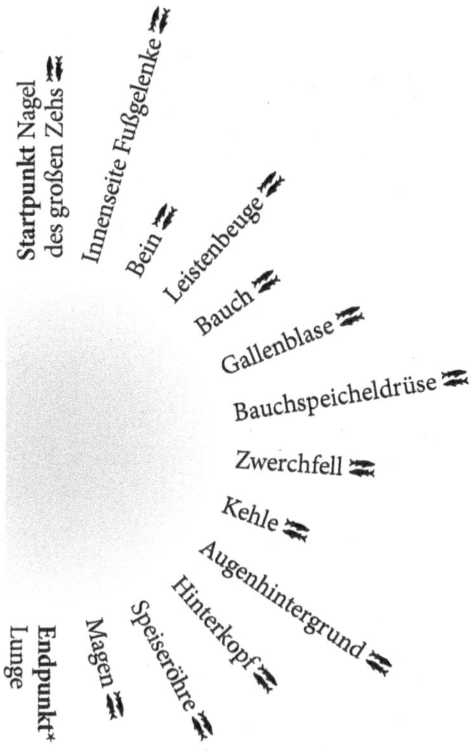

* – und **Anfangspunkt einer neuen Tagesspirale.** *Der 24-Stunden-Kreislauf schließt sich und beginnt von Neuem.*

Jede Fische-Gymnastik oder Fingerarbeit am Mittelfinger kräftigt und harmonisiert alle Organe und Körperzonen entlang dieser Energiebahn, besonders in der Zeit von ein bis drei Uhr nachts. Der Effekt einer Fingerarbeit für die Fische-Energiespirale verstärkt sich, wenn gleichzeitig der Mond im Tierkreiszeichen Fische steht.

Unsere Leserinnen und Leser werden sich erinnern: Alkohol wie auch Nikotin und sonstige Drogen wirken an Fische-Tagen doppelt intensiv. Um den Körper nicht unnötig zu überlasten, wäre es deshalb an Fische-Tagen besonders wichtig, die Ruhezeit zwischen ein und drei Uhr früh einzuhalten. Wenn ein rauschendes Fest Sie jedoch davon abhält, dann genießen Sie die Zeit in vollen Zügen. Ein schlechtes Gewissen hat hier nichts verloren! Beschäftigen Sie sich dann vor dem Schlafengehen einfach noch mit ein paar Minuten Fingerarbeit am Mittelfinger. Das klingt vielleicht etwas exotisch, ist aber höchst wirksam.

Die Leber hat in der Zeit zwischen ein und drei Uhr »Hochkonjunktur«. Abbau der verbrauchten Blutkörperchen, Verarbeitung der Nahrung, Umwandlung von pflanzlichem und tierischem Eiweiß in körpereigenes Eiweiß, Speicherung von Zucker in den Leberzellen usw. – es ist viel zu tun.

Von der Arbeit des Dünndarms (13 bis 15 Uhr) bis zur Leber-Energiespirale vergehen zwölf Stunden. Vielleicht wird Ihnen nun klarer, warum abends nicht mehr schwer gegessen werden sollte: Das Blutsystem kann sich nicht gut regenerieren. Doppelt empfindlich ist man daher in den Fische-Tagen und eben besonders von ein bis drei Uhr früh.

Körper-Seele-Brücken: Nach unvollständiger Regeneration kommen wir uns oft vor, als sei uns eine »Laus über die Leber gelaufen« – ein sehr bezeichnender Spruch. Wir sind einfach gereizt und überempfindlich. Das Blut transportiert eben größere Mengen unzureichend gereinigtes Blut, wir werden buchstäblich »sauer«.

Von der Wut heißt es, sie sei der einzige Gemütszustand, dem es gelingt, Körper und Seele voneinander zu trennen und einander zu entfremden. Lassen wir es nicht so weit kommen und beginnen wir stattdessen friedlichen Gemüts den Kreislauf der Energiespiralen von Neuem.

Der Zeitpunkt drei Uhr morgens markiert ihr Ende und bildet mit dem Tierkreiszeichen Widder den Anfang, mit der Lunge, mit dem ersten Ausatmen und Einatmen.

* * *

Vielleicht wird Ihnen nach dem Studium des Kapitels über die Energiespiralen noch klarer, welche Möglichkeiten Sie mit der einfachen Methode der Fingerarbeit besitzen: Sie können nämlich jeden Durchgangspunkt der Energiespirale gezielt kräftigen, anregen und lindern, wenn es nötig ist.

Die nachfolgende Tabelle fasst den Verlauf der kleinen Energiespiralen noch einmal zusammen.

Die kleinen Energie-spiralen	**Uhrzeit (Normal-zeit)**	**Uhrzeit (Sommer-zeit)**	**Verlauf**
Widder	3–5 Uhr	4–6 Uhr	Startpunkt Lunge ♈ Magen ♈ Dickdarm ♈ Zwerchfell ♈ Luftröhre ♈ Schulterblatt ♈ Oberarm ♈ Unterarm ♈ Ellbogen ♈ Daumennagel ♈ Daumen ♈ Endpunkt Zeigefinger
Stier	5–7 Uhr	6–8 Uhr	Startpunkt Zeigefinger ♉ Arm ♉ Schulter ♉ oberer Rücken ♉ rechte Halsseite ♉ rechte Brustseite ♉ Zwerchfell ♉ Nabelgegend ♉ rechter Kiefer ♉ rechte Gesichtshälfte ♉ Nase ♉ Oberlippe ♉ Endpunkt linker Wangenknochen innerhalb der zwei Stunden wechselt der Dickdarm-Energiefluss auf die linke Körperseite
Zwillinge	7–9 Uhr	8–10 Uhr	Startpunkt linker Wangenknochen ♊ Augenbrauenmitte ♊ unterhalb des linken Auges ♊ linker Kieferknochen ♊ linke Augenbraue ♊ linkes Ohr ♊ linkes Schulterblatt ♊ Magen ♊ Nabel ♊ rechter Oberschenkel innen ♊ Knie außen ♊ Gallenblase ♊ rechte Niere ♊ 12. Brustwirbel ♊ Milz ♊ linke Niere ♊ Außenseite rechtes Bein ♊ mittlerer Zeh ♊ Endpunkt großer Zeh innerhalb der zwei Stunden wechselt der Magen-Energiefluss von der linken auf die rechte Körperseite
Krebs	9–11 Uhr	10–12 Uhr	Startpunkt großer Zeh ♋ inneres Fußgelenk ♋ Ferse ♋ Innenbein ♋ Rückseite der Knie ♋ Leistenbeuge ♋ Bauch ♋ Rippen ♋ Kehle ♋ Zunge ♋ Magen ♋ Endpunkt Herz

Die kleinen Energiespiralen	Uhrzeit (Normalzeit)	Uhrzeit (Sommerzeit)	Verlauf
Löwe	11–13 Uhr	12–14 Uhr	Startpunkt Herz ♌ Brustraum ♌ Unterarmbereich ♌ alle Brustwirbel ♌ Nieren ♌ Zwerchfell ♌ Bauchnabel ♌ Dünndarm ♌ Kehle ♌ Augen ♌ Großhirn ♌ beide Lungenflügel ♌ Luftröhre ♌ Arme ♌ Endpunkt kleiner Finger
Jungfrau	13–15 Uhr	14–16 Uhr	Startpunkt kleiner Finger ♍ Ellbogen ♍ Schulter ♍ rechte Halsseite ♍ rechte Schulter ♍ Armgelenk ♍ Brust ♍ Herz ♍ Magen ♍ rechter Wangenknochen ♍ rechtes Auge ♍ rechtes Ohr ♍ oberhalb der linken Augenbraue ♍ Endpunkt Stirn
Waage	15–17 Uhr	16–18 Uhr	Startpunkt Stirn ♎ Kopf ♎ Ohrmuschel ♎ Gehirn ♎ Wirbelsäule ♎ Steißbein ♎ Blase ♎ Nieren ♎ Beckenknochen ♎ Rückseite der Knie ♎ Rückseite der Schultern ♎ Wirbelsäule ♎ Lendenbereich ♎ Außenseite des Beins ♎ Endpunkt kleiner Zeh
Skorpion	17–19 Uhr	18–20 Uhr	Startpunkt kleiner Zeh ♏ Fußsohle ♏ Ferse ♏ Innenseite des Beins ♏ Leistenbeuge ♏ Steißbein ♏ Unterleibsorgane ♏ Bauch ♏ Nabel ♏ Nieren ♏ Rippen ♏ Leber ♏ Magenpförtner ♏ Lunge ♏ Kehle ♏ Zunge ♏ Nase ♏ Stirn ♏ Hinterkopf ♏ Wirbelsäule ♏ Herz ♏ Endpunkt Zwerchfell
Schütze	19–21 Uhr	20–22 Uhr	Startpunkt Zwerchfell ♐ Herz ♐ Magen ♐ unterhalb des Nabels ♐ Dünndarm ♐ Brust ♐ Arm ♐ Ellbogen ♐ Handfläche ♐ Mittelfinger ♐ Ringfinger ♐ Endpunkt Nagelspitze des Ringfingers

Die kleinen Energiespiralen	Uhrzeit (Normalzeit)	Uhrzeit (Sommerzeit)	Verlauf
Steinbock	21–23 Uhr	22–0 Uhr	Startpunkt Spitze des Ringfingers ♑ Rückseite des Handgelenks ♑ Ellbogen ♑ Schulter ♑ Mittelpunkt zwischen den Brüsten ♑ Herz ♑ Bauchspeicheldrüse ♑ Magen ♑ Gallenblase ♑ Nackenmuskel ♑ Ohren ♑ quer durch den Kopf ♑ Augenbraue innen ♑ Augenbraue außen ♑ Hinterkopf ♑ Endpunkt Augenlider unten
Wassermann	23–1 Uhr	0–2 Uhr	Startpunkt Augenlider unten ♒ Wangenknochen ♒ Ohrrückseite ♒ Ohrmuschel ♒ Hinterkopf ♒ Stirn ♒ Schulter ♒ Armgelenk ♒ Brustraum ♒ Gallenblase ♒ Magen ♒ Nabel ♒ Leber ♒ Milz ♒ Bauchspeicheldrüse ♒ Becken ♒ Mastdarm ♒ Außenseite der Beine ♒ äußeres Fußgelenk ♒ quer über die Oberseite des Fußes ♒ vierter Zeh ♒ Endpunkt Nagel des großen Zehs
Fische	1–3 Uhr	2–4 Uhr	Startpunkt Nagel des großen Zehs ♓ Innenseite Fußgelenke ♓ Bein ♓ Leistenbeuge ♓ Bauch ♓ Gallenblase ♓ Bauchspeicheldrüse ♓ Zwerchfell ♓ Kehle ♓ Augenhintergrund ♓ Hinterkopf ♓ Speiseröhre ♓ Magen ♓ Endpunkt Lunge – und Anfangspunkt einer neuen Tagesspirale

Ergänzende Hinweise zur Fingerarbeit

Viele weitere Rhythmen und Wechselwirkungen gibt es. So ist beispielsweise sogar jede einzelne Minute einem Tierkreiszeichen zugeordnet. Diesem Umstand verdanken Sie die segensreiche Wirkung einer besonderen kleinen Übung: 12 Minuten Sonnenlicht auf die Fußsohlen! Die Fußsohlen sind wohl jene Körperregion, die am allerseltensten direkt das Leben und Kraft spendende Licht der Sonne erblickt. Umso wirksamer ist eine absichtliche Bestrahlung, die im Idealfall 12 Minuten dauert, weil Sie dann die Energien aller Tierkreiszeichen Ihrem Körper zur Verfügung stellen.

Natürlich ließe sich die Kenntnis der Wechselwirkung von Tierkreiszeichen im Monats- und Tageslauf besonders nutzen, beispielsweise für eine Fingerarbeit am Daumen bei Mond in Zwillinge, zwischen sieben und neun Uhr vormittags, um Probleme mit dem Magen in den Griff zu bekommen, um die Hautoberfläche intensiv zu durchbluten oder Sorgen zu vertreiben. Alle diese Zusammenhänge zu entdecken und zu nutzen möchten wir jedoch vorerst Ihnen überlassen.

Sich bei Mond im Widder für drei Uhr morgens den Wecker zu stellen, weil dann die Fingerarbeit am Ringfinger eine optimale

Wirkung hätte, ist zwar in sich richtig, aber es wäre reichlich übertrieben, ja sogar schädlich. Wenn Sie allerdings ohnehin aufwachen, dann sollten Sie es nicht versäumen, dem Ringfinger eine besonders gute Behandlung zuteilwerden zu lassen.

Lassen Sie sich an dieser Stelle einmal ein wenig Zeit zum Nachdenken, bevor wir gemeinsam weitergehen. Fühlen Sie sich ein wenig in diese wunderbaren Kreisläufe hinein, die einander durchdringen und ergänzen:

Jahresstufe – besondere Energien, wenn die Sonne im März in Fische steht.

Monatsstufe – kosmischer Wellenschlag, nutzbar für jeden, wenn der Mond durch das Tierkreiszeichen Jungfrau wandert.

Tagesstufe – fühlbare Kräfte, wenn von 23 bis 1 Uhr der Fische-Stundenrhythmus die Galle berührt und regeneriert.

Stundenstufe – jede Minute des Tages, die für sich wieder anders gefärbt ist als die vorige, wenn die kleine Wassermann-Energiespirale vom unteren Augenlid durch die Galle und inneren Organe zum großen Zeh wandert.

Jeder Kreislauf steht nicht für sich allein, sondern färbt, verstärkt, durchdringt, verlangsamt andere Kreisläufe: viele Spiralen, die schneller oder langsamer in die Zukunft wandern und auf deren Wellenbewegungen sich wunderbar reiten lässt.

Vielleicht fragen Sie sich jetzt, warum das Wissen um die Energiespiralen so in Vergessenheit geraten konnte. Die Gründe sind sicherlich vielfältig, aber einer der wesentlichsten dürfte der sein, dass es die vorherige Generation nicht weitergegeben hat. Wer in seinem Leben noch nie Wein getrunken hat und in einer Weltgegend aufgewachsen ist, in der kein Wein wächst und keine Weinkultur existiert, der wird die Dialoge von Weinkennern als exotische Fremdsprache empfinden – selbst dann, wenn er einige Tage lang Wein von unterschiedlicher Qualität probiert hat.

Ähnlich dem Wirken des Biorhythmus dauert es seine Zeit, bis Sie den Kreislauf der Energien zu spüren beginnen. Es kommt hinzu, dass jeder Mensch ihr Vorhandensein und ihr Wirken anders empfindet. Es gibt keinerlei Gesetzmäßigkeit für die persönliche Wahrnehmung dieser Energien.

Manche empfinden beispielsweise genau den Übergang von einer Spirale zur anderen, am Wechsel der Doppelstunden, deutlicher, manche aber nur nachts, manche tagsüber. Wieder andere empfinden den Durchgang der Energie in einzelnen Körperteilen etwas deutlicher, dafür aber nur an bestimmten Wochentagen.

Ihr persönliches Gefühlsspektrum können Sie jetzt kennenlernen, wenn Sie das Geschehen in Ihrem Körper in Beziehung setzen zu den vielen Aspekten der Energiespirale, vom Hauptorgan über Tageszeit, Gemütszustand, Funktionskreise bis zur Reihenfolge innerhalb der Energiespiralen.

Sie können jetzt beispielsweise Angina in Zusammenhang mit dem möglichen Auslöser »Ängste« bringen und mit deren direkten Folgen, nämlich dass auch die Nierenfunktion belastet wird. Viel Wasser trinken bei Angina, den Ängsten ins Auge schauen, sie abbauen und sich mit Waage- und Skorpion-Mondgymnastik befassen – das sind Maßnahmen, die das Problem an den Ursachen packen.

Vielleicht ein Trost für Sie: Selbst wenn die Zusammenhänge und Wechselwirkungen auf den ersten Blick zu kompliziert erscheinen – die Mondgymnastik ist immer umfassend wirksam. Sie kräftigt und harmonisiert alle Kreisläufe und Energiespiralen, auch ohne Ihr Wissen um das Warum.

Sie können es dann direkt erleben: Überall herrscht das gleiche Prinzip, nämlich dass sich alles Große im Kleinen wiederfindet, dass alles Kleine seinen direkten Einfluss auf das Große ausübt. Kein Blatt, das nicht den ganzen Baum enthält. Keine Welle, die nicht vom ganzen Meer umfasst wird. Kein Gedanke, der im Großen verloren geht und ohne Einfluss bliebe.

Kein kleiner Finger, den Sie bei der Fingerarbeit umfassen, der nicht im Großen und Ganzen des Körpers starke positive Wirkung ausübt.

Sicherlich verstehen Sie jetzt noch ein Stückchen mehr, warum wir immer wieder die Kraft des Einzelnen hervorheben und daran erinnern. Ausnahmslos jede einzelne Ihrer Entscheidungen hat eine Wirkung im Großen und Ganzen. Überall sind es die winzig kleinen Dinge, von denen etwas Großes seinen Anfang nimmt, zum Guten wie zum Bösen. Das Geschenk eines Apfels kann ein Weltreich retten. Ein Zaunstreit kann einen Krieg auslösen. Vielleicht gibt Ihnen die folgende kleine Anekdote zum Schluss der Beschreibung der Mondgymnastik und der Energiespiralen die richtige Perspektive.

Chayito

Wir schreiben den schönen Monat Mai des Jahres 2001. »Chayito«, das ist der Spitzname einer feinen alten Dame, die ihren Lebensunterhalt mit dem Verkauf von Zeitungen an einer belebten Straßenkreuzung in Mexico City verdient, ihrer Heimatstadt. Jeder Autofahrer, der regelmäßig die Kreuzung passiert, kennt sie und freut sich über ihre nie nachlassende Fröhlichkeit. Sie wurde 1910 geboren, hat heute 15 Enkelkinder, 30 Urenkel, und es gibt auch schon Kinder der Urenkel.

»Zeitungen verkaufe ich, weil ich meinen Kindern nicht auf der Tasche liegen möchte«, sagt sie.

Sie lebt in einer Kommunalwohnung, deren schönster Schmuck ein Regal ist, das von Pokalen und Medaillen überquillt, sämtlich Preise für Siege bei Seniorenläufen – Mittelstrecken und Marathon, Preise von Wettkämpfen aus aller Welt. Im Frühling 2001 gewann sie ihr bisher letztes Rennen, und sie möchte noch mindestens zehn Jahre lang laufen.

»Die größte Überraschung war für mich, dass nicht in der ganzen Welt das Gleiche gegessen wird wie in Mexiko«, sagt sie und lacht übers ganze fröhliche, zahnlose Gesicht. Schwierig sei es im Augenblick, einen Sponsor für den nächsten Laufwettbewerb zu finden. »Die Leute investieren nicht gern in alte Menschen, … aber es wird schon klappen«, sagt sie und lacht wieder.

Was denn ihr Geheimnis sei, wird sie gefragt. Woher diese Ausdauer und Kraft?

»Es gibt kein Geheimnis. Wenn ich zu Hause bleibe, dann sterbe ich. Du musst dir erst was vornehmen, und wenn du das getan hast, musst du es auch erledigen. Es muss ein Weg mit Herz sein, der dir Freude macht. Kein Geheimnis dabei.«

Chayito war 80 Jahre alt, als sie mit dem Laufen begann. Bis zu diesem Zeitpunkt hatte sie niemals zuvor Sport getrieben.*

* Rosario Iglesias Rocha »Chayito« starb 2009 im Alter von 98 Jahren. 2004 war sie Fackelträgerin in Mexico-City für die Olympiade in Athen.

Teil IV

DURCHS ZIEL!

Wer Rosen schenkt, bringt Gesichter zum Leuchten.
Wer mit den Hunden schlafen geht, wacht mit Flöhen auf.
Nur schlechtes Essen macht müde.
Lebenskunst heißt auch, nicht überrascht zu sein,
wenn wir ernten, was wir gesät haben.
RON FISCHER

Dieses Buch wäre auch ohne das folgende Kapitel in sich vollständig. Sie haben schon eine ganze Menge erreicht, wenn es Ihnen gelingt, die Mondgymnastik zu einem Bestandteil Ihres Alltags zu machen. Wir haben keinen Zweifel an Ihrem Erfolg, denn uns sind so viele Fälle vertraut, in denen auch zur »Bequemlichkeit« neigende Menschen schnell und mühelos in dieses einfache System hineingewachsen sind und schon nach kurzer Zeit die schönsten Erfolge feiern konnten – körperlich und seelisch.

Die Mondgymnastik als Weg zu dauerhafter körperlicher Fitness – wünschen Sie sich das?

Soll sie Ihnen vielleicht auch beim Abnehmen und Gewichthalten helfen?

Wollen Sie neues Selbstvertrauen tanken durch ein Minimum an Selbstdisziplin am Morgen?

Die Mondgymnastik macht all das möglich und noch etliches mehr. Dennoch waren wir uns einig, dass dieser letzte Teil nicht fehlen darf – ein Kapitel über einige Grundbausteine einer gesunden Ernährung, die auch im Alltag umsetzbar ist.

> ***Eine kleine Parabel vom Automobil (Folge 7)***
> *Was geschieht, wenn der umsichtige Autofahrer auf Rost klopft? Der Rost löst sich, nicht wahr? Also wird er sich ans Werk machen, um den Rost zu beseitigen, wenn er schon herumfliegt. Und zweitens wird er unfehlbar dafür sorgen, dass so bald kein neuer Rost entsteht.*
> *(Fortsetzung folgt)*

Die Mondgymnastik bringt alles in Ihnen in Bewegung. Sie gewinnen an Beweglichkeit und Lebenslust, das Blut gerät in Wallung, Muskeln, von deren Existenz Sie nichts ahnten, wachen auf, Sinnesorgane schärfen sich, Adern weiten sich, im Kreislauf geht es rund, dass es eine Freude ist.

Noch etwas anderes geschieht und verdient Ihre ungeteilte Aufmerksamkeit: Ein Reinigungsprozess beginnt. Lange gehütete Schlackendepots geraten in Fluss und machen sich durch Müdigkeit, Muskelkater oder gar Kopfschmerzen bemerkbar. Auch Ablagerungen in Ihren Gelenken können sich »zu Wort melden« und daran erinnern, dass eine große Säuberung im Gang ist. Wie Sie diesen Prozess am besten unterstützen können, dabei möchten wir Ihnen helfen.

Eine kleine Parabel vom Automobil (Folge 8)
Jeder Automobilist weiß, was geschieht, wenn er einen Ferrari-Motor in einen VW Käfer Baujahr 1962 einbaut. Kilometer um Kilometer wird es ihm bewusster: Der Motor ist zwar einsame Spitze, aber das Drumherum kann da nicht mithalten und wird über kurz oder lang auch dem Motor den Garaus machen. Entwicklung im Gleichgewicht ist das Gebot – der Ferrari-Motor braucht ein seiner Kraft angepasstes Umfeld. Von der Kraftübertragung bis zum Reifen, alles muss stimmen. Dann kann die Post abgehen.
(Fortsetzung folgt)

Es ist richtig, dass viel Bewegung und Sport für sich allein schon lange Zeit fit und gesund hält, selbst wenn Sie es mit Ihrem sonstigen Lebenswandel nicht so genau nehmen und hin und wieder »sündigen«. Die Rechnung geht allerdings nicht auf, wenn das Sündigen zur Gewohnheit wird oder wenn Sie sich »normal« ernähren.

Der langfristige Erfolg der Mondgymnastik beruht nicht nur auf ihrer halbwegs regelmäßigen Ausführung, sondern auch darauf, wie gut und gleichmäßig es Ihnen gelingt, aktivierte Giftdepots zu leeren und dafür zu sorgen, dass sich fortan nichts mehr in ihnen ansammelt! Um die Entsorgung der Altlasten geht es also und gleichzeitig darum, dass es nicht wieder zu »Neulasten« kommt, dass die bereitstehenden Schlackendepots nicht wieder in kurzer Zeit aufgefüllt werden.

In unserem Buch *Alles erlaubt!* haben wir uns eingehend mit dem Thema »gesunde Ernährung« befasst und viele zeitlos gültige Antworten gegeben. Es war eine große Freude zu sehen, wie bereitwillig unsere Anregungen aufgenommen worden sind und welche »Revolutionen der Lebensfreude« das Buch bewirkte. Im Folgenden wollen wir Sie mit einigen weiter gehenden Informationen über Zusammenhänge und Wechselwirkungen vertraut machen, die in einem Buch über Bewegung und Gymnastik zum richtigen Zeitpunkt sicherlich von Interesse sind. Beispielsweise, was eigentlich »Schlacken« überhaupt sind und was genau unter »Entgiftung« zu verstehen ist. Oftmals ernährt man sich nämlich in bester Absicht biologisch und gesund, erzielt aber nicht den gewünschten Erfolg, weil ein Schritt vor dem anderen kommen muss: zuerst entgiften und dann Gutes zuführen.

Die Guten ins Töpfchen – über den Stoffwechsel

Was ist eigentlich der Stoffwechsel?

Der Körper nimmt auf, trennt das Brauchbare und Gute vom Überflüssigen und Giftigen. Ersteres verwendet er zum Leben, Letzteres wird er wieder los. Zur Erfüllung dieser Aufgaben braucht er ein wenig Energie und bestimmte Stoffe, die er ebenfalls aus der Nahrung gewinnt – in erster Linie Wasser, Vitamine und Mineralien.

Körper – Nahrung – ein wenig Energie – Stoffwechsel und Verbrennung – Antrieb, Impuls, Bewegung, Leben – Ausscheidung.

Guter Motor – gutes Benzin – ein wenig Energie in Form von Zündfunken – Verbrennung – Bewegung – Abgase, Ölverbrauch.

Was ist eine Stoffwechselstörung?

Bekommt der Körper zu wenig vom Guten und zu viel vom Giftigen, oder ist er unfähig, das Gute vollständig aufzunehmen, dann ist es nur eine Frage der Zeit, bis sich unser Organismus nicht mehr wohl fühlt. Beim einen früher, beim anderen etwas später. Aber unangenehm wird es in diesem Fall für jeden.

Drei Dinge geschehen, nacheinander oder auf einmal:

- Mangels Nachschub werden die Mineralstoff-Schatzkammern des Körpers geplündert, um die sich bildenden Gifte und Säuren zu neutralisieren – Zähne, Knochen, Gefäßwände, Haarboden usw.
- Die Ausscheidungsorgane Lunge, Leber, Nieren, Blase, Haut usw. reagieren zuerst mit Anzeichen der Überlastung, beispielsweise mit Müdigkeit nach dem Essen (die alles andere als normal ist!), viel später dann mit Krankheit, noch später mit Ausfall.
- Die Schlackendepots im Körper, die Müllhalden, füllen sich langsam – bis sie voll sind und nichts mehr aufnehmen können. Dann müssen »wilde Deponien« herhalten – Gicht, Steinbildung, Arthrosen usw. – oder andere Ausgänge gesucht werden – offene Beine etc.

Alle drei Vorgänge verlaufen längere Zeit fast unmerklich, ihre Symptome sind deshalb manchmal nur schwer mit der eigentlichen Ursache, der falschen Ernährung, in Verbindung zu bringen. Sind allerdings die Schlackendepots gefüllt, so kommt es zu ersten gravierenden Symptomen, und oftmals auch wird erstmals der Arzt aufgesucht. Dieser nun bekämpft leider meist das Symptom, statt die Ursache zu finden und zu behandeln.

Was dann mit dem Symptom geschieht, darüber gibt es in den USA heute Studien: 35 Prozent aller Todesursachen sind in den Nebenwirkungen von Medikamenten zu suchen, nicht zu reden von der Tatsache, dass Pathologen herausgefunden haben, dass kranke Menschen in über 50 Prozent der Fälle wegen Krankheiten behandelt wurden, unter denen sie gar nicht litten! Damit haben sich die Nebenwirkungen von Medikamenten zur vierthäufigsten Todesursache entwickelt.

Die Arbeit, echte Zusammenhänge zu erkennen, müssen Sie als Patient den Ärzten abnehmen. Die Ärzte werden heute zu »Spezialisten« ausgebildet – wie Feuerwehrleute, die zu einem Brand kommen und als Erstes sich allergrößte Mühe geben, den Rauch abzusaugen. Was gesunde Ernährung wirklich bedeutet, das steht nicht auf ihrem Lehrplan, bis heute nicht.

Wir möchten Sie immer wieder daran erinnern, dass Gesundheit Ihrem eigenen Tun entspringt, Ihrem Denken, Fühlen und Handeln. Kein Arzt kann Ihnen dieses Abenteuer Leben und Gesundbleiben abnehmen.

Ein funktionierender Stoffwechsel ist alles. Ein gesunder Körper erkennt, wählt aus, entscheidet sich, fühlt, was er braucht und was nicht. Geben Sie Ihrem Körper die Chance, das Richtige zu tun. Und machen Sie niemanden und nichts für den eigenen Gesundheitszustand verantwortlich. Sie selbst bereiten den Boden, laden Gesundheit ein oder sperren sie aus. Manchmal liest man den Begriff »Stoffwechselstörung« in Zusammenhängen, als ob das etwas lange nicht so Gravierendes sei wie etwa Krebs, Herzkrankheit oder Schlaganfall. Nicht so schlimm? Machen Sie sich jetzt und hier ein für alle Mal bewusst, dass am Anfang jeglicher Gesundheit ein funktionierender Stoffwechsel ist.

Wir essen uns gesund, oder wir essen uns krank.
Unsere Nahrung ist Medizin, oder sie ist Gift.

Fast jede Zivilisationskrankheit hat in Stoffwechselstörungen ihre Wurzel, von Asthma bis Alzheimer, von Krebs bis Herzinfarkt. Wild lebende Säugetiere kennen keinen Herzinfarkt. Niemals würden sie überleben können, wenn man sie mit dem ernährte, was wir als »normal« bezeichnen.

Würden wir mit unserer Nahrung alles aufnehmen, was der Körper braucht, und alles weglassen, was ihn belastet, dann wäre uns bis ins hohe Alter ein blühendes, gesundes Aussehen gewiss. Wir würden dann nämlich die Mineralstoffreserven nicht antasten müssen, die wir besitzen, um in Notzeiten Gifte zu neutralisieren.

Im Unterschied zu einem Auto verzeiht unser Körper jahrelang »schlechtes Benzin«, manchmal jahrzehntelang, je nach Konstitution und seelischer Einstellung. Er lässt uns nur durch leicht zu übersehende Signale – ein wenig Müdigkeit, ein Pickel hier und da, Sodbrennen, Haarausfall usw. – wissen, dass er nicht ganz einverstanden ist mit dem minderwertigen Treibstoff.

Immer mehr muss er in diesen Jahren und Jahrzehnten auf Reserven zurückgreifen. Dies geschieht so lange, bis nichts mehr da ist, womit neutralisiert und ausgeschieden werden könnte: zu wenig Mineralien, Vitamine, Wasser. Das sind die Situationen, in denen schon eine einzige durchzechte Nacht, eine »Kleinigkeit« zum Ausbruch schwerer Störungen und Krankheiten führen kann. Weil das Maß voll ist und die Speicher leer sind.

Sogar eine beleidigende Äußerung kann sich als eine solche Kleinigkeit erweisen, denn der Körper muss auch bereit und gesund genug sein, um seelisches »Gift« annehmen und umwandeln zu können. Ist er es nicht, so leiden seine entgiftenden Organe ähnlich wie bei minderwertiger Nahrung.

Der Stoffwechsel ist alles – in vielfacher Hinsicht. Wie wirkt sich nun ein allmählich immer stärker belasteter Stoffwechsel aus? Was bedeutet »belastet«? Woran können Sie erkennen, ob Sie belastet sind, wenn wir in Rechnung stellen, dass heutzutage ein hohes Maß an Belastung »normal« ist?

Dazu müssen wir den Unterschied zwischen »sauer« und »basisch« näher betrachten.

Versauern – nein danke!

Kennen Sie das auch? Manchmal gibt man so viel Zucker in eine Tasse Kaffee oder Tee, dass sich der Zucker nicht mehr ganz auflöst und ein Rest auf dem Tassenboden bleibt – am Knirschen des Löffels fühlbar. Der Kaffee oder Tee ist mit Zucker so sehr gesättigt, dass er nichts mehr aufnehmen kann.

Unser Blut ist ebenfalls eine Flüssigkeit, und zwar eine ganz besondere, die eine solche wunderbare Vielfalt von Aufgaben erfüllt, dass bis heute nicht ein einziger Mensch diese Vielfalt erfasst hat, geschweige denn sie irgendwie nachbilden konnte. Wenn Sie einmal die Gelegenheit haben, eine sogenannte Dunkelfeldmikroskopie Ihres Blutes machen zu lassen – lassen Sie sich die Chance nicht entgehen! Es ist faszinierend und lehrreich, was Ihnen nur ein Tropfen Blut verrät.

Einige wenige Dinge wissen wir jedoch sehr genau über das Blut – beispielsweise die Tatsache, dass es sich in einem fast perfekten Gleichgewicht befinden muss zwischen sauer und basisch (auch alkalisch genannt). Sein sogenannter pH-Wert – eine Messgröße für »sauer« oder »basisch« – muss zwischen 7,35 und 7,45 liegen. Schon knapp über oder unterhalb dieses Wertes stirbt der Mensch. Neutral, also weder sauer noch basisch, ist in diesem System der Wert 7. Diesen besitzt zum

Beispiel Quellwasser. Unsere Körpergewebe weisen von Natur aus unterschiedliche pH-Werte auf, sie sind entweder leicht oder stark sauer (wie etwa der Magensaft) oder eher basisch (wie beispielsweise die Gallenflüssigkeit).

Der Körper ist nun von Sekunde zu Sekunde damit beschäftigt, alle Flüssigkeiten in einem optimalen Zustand zu halten, damit sie ihre Aufgaben bestmöglich erfüllen können – Nährstofftransport, Informationsübermittlung, Schlackenentfernung. Vor allem muss er jede Anstrengung unternehmen, um Blut vor Übersäuerung oder Überalkalisierung zu schützen. Um dies tun zu können, braucht er lebendige, angemessen neutral bis basisch wirkende Nahrung und lebendiges, klares Wasser.

Geboren werden wir normalerweise quicklebendig, schlackenfrei und beweglich wie eine Gummipuppe, ausgestattet mit einem Schatz an Spurenelementen und Mineralstoffen, der im Idealfall unablässig durch die Muttermilch aufgefüllt wird.

Eine kleine Parabel vom Automobil (Folge 9)
Jeder Autofahrer weiß, was geschieht, wenn er seinem Gefährt, das nach Super verlangt, 85-oktaniges Normalbenzin in den Tank schüttet, wie man es in manchen Entwicklungsländern erhält. Wer würde das schon tun?
(Fortsetzung folgt)

Wenn wir nun diesem jungen Organismus allmählich immer mehr die heute »normale« Kost zukommen lassen, dann muss er zunehmend härter arbeiten, um all die Gifte und insbesondere das Zuviel an Säuren, die sich im Körper bilden, in den Griff zu bekommen.

Eine vergleichbare Entwicklung sehen wir bei Bäumen, die durch sauren Regen geschädigt sind. Auf den ersten Blick wirken sie gesund, doch bei genauer Betrachtung treten die Signale der Krankheit und des Absterbens deutlich zutage. Die durch Säure geschwächten Bäume werden anfällig für Fremdeinflüsse und verlieren ihre Fähigkeit, sich zu regenerieren.

Bei uns Menschen ist der Darm das »Wurzelwerk«. Was für die Bäume der Boden, ist für uns die Nahrung. Wie bei den Bäumen machen sich Mangelernährung und säuernde Kost erst nach einem längeren Zeitraum in Form von Krankheiten bemerkbar. Es dauert beispielsweise Monate und Jahre, bis nach dem Dauergenuss von Colagetränken Knochenabbau eintritt. Aber es wird geschehen!

Die Übersäuerung des Körpers
ist das Grundübel aller Krankheiten.
PARACELSUS

Säuren sind es, die uns in viel höherem Maß das Leben schwer machen, als es uns in der Regel bekannt ist oder beigebracht wird. Folgende Säuren sind es beispielsweise, die durch den Stoffwechsel im Körper entstehen:

- Essigsäure aus Süßigkeiten und leeren Kohlenhydraten, Weißmehl usw.,
- Milchsäure aus Muskeltätigkeit,
- Harnsäure aus Fleischkonsum und Zellabbau usw.,
- Kohlensäure und Phosphorsäure aus Getränken,
- Schwefelsäure aus Schweinefleisch und unterdrückten Blähungen (!),
- Salpetersäure aus bestimmten Käsesorten und Gepökeltem,
- Gerbsäure aus Kaffee und Tee, aus Farbstoffen, Konservierungsstoffen, künstlichen Aromen usw.,
- Acetylsalicylsäure aus den häufigsten Schmerzmitteln,
- Fruchtsäuren aus Getränken und (kaum zu glauben) aus Kosmetika.

Die Wahrscheinlichkeit, dass Ihre Körpergewebe ganz »normal übersäuert« sind, ist sehr hoch. Zumindest können Sie davon ausgehen, wenn Ihre Einkaufsgewohnheiten Sie regelmäßig in den Supermarkt führen.

Was fängt der Körper an, um nicht von all diesen Säuren innerlich aufgefressen und zersetzt zu werden?

Er weiß sich anfangs zu helfen: Mithilfe von Mineralien aus der Nahrung und später aus eigenen Mineralienreserven (Knochen, Knorpel, Zähnen, Nägel, Haarboden, Blutgefäßen usw.) geht er ans Werk, überschüssige Säuren möglichst rasch zu neutralisieren, in erster Linie – wie bereits erwähnt –, um den pH-Wert des Blutes zu schützen.

Das Produkt neutralisierter Säuren nennt man »Salze«.

Und diese Salze wiederum sind es, die gewöhnlich als »Schlacken« bezeichnet werden. Immer wenn die Rede von »Entschlackung« ist, geht es um das Ausscheiden solcher Salze, solcher neutralisierter Säuren, über Haut, Nieren und Blase.

Gesunde, biologische, basenbildende Ernährung könnte den Körper bei seiner Arbeit optimal unterstützen. Bereits 1913 empfahl der Norweger Ragnar Berg in einem Ernährungsbuch für Schwangere, dass Gesunde viermal mehr basen- als säurebildende Nahrungsmittel essen sollten, Kranke sogar siebenmal mehr.

Die moderne Normalkost steht im umgekehrten Verhältnis: Der Hauptteil der Nahrungsmittel setzt sich zusammen aus »Säurebildnern« wie Fertigbackmischungen, Fleisch, Milchprodukten, Weißmehl, kohlensäurehaltigen Getränken, Zucker, Kaffee und Alkohol, und nur zu etwa 20 Prozent aus »Basenbildnern« wie Obst, Gemüse, Kartoffeln, Kräutertee und Quellwasser.

Kein Wunder also, dass die meisten Menschen in westlichen Industrieländern »übersäuert« sind! Diese schleichende Stoffwechselstörung bildet den Ausgangspunkt fast jeder bekannten Zivilisationskrankheit. Ihre Anfangssymptome sind leichte Schleimhaut-, Haut- und Knochenhautallergien. Andere Symptome können Schwindelgefühle, Mundgeruch und schlechter Geschmack im Mund, eine grau belegte Zunge und dunkle Augenringe sein.

Die Übersäuerung bewirkt obendrein, dass notwendige Vitamine, Mineral- und Vitalstoffe zu ihrer Neutralisierung nur unzureichend aus der Nahrung gewonnen werden können; es kommt zu Mangelerscheinungen. Lebensnotwendige Bakterien im Dünndarm sterben, das Immunsystem wird geschwächt.

Erkältungen und Infektionen nehmen zu, außerdem Kopfschmerzen und Migräneanfälle. Die Haare werden glanzlos, die Allergiebereitschaft steigt, und die Haut wird blass und fahl.

Damit lebenswichtige Enzyme und Botenstoffe wirksam werden können, brauchen sie ein bestimmtes Säure-Basen-Verhältnis im Zellmilieu. Durch Säureanstieg im Blut wird das Blut so verdickt, dass sich dessen Fluss stark verlangsamt, was wiederum Herzinfarkt oder Hirnschlag zur Folge haben kann.

Ein saures Körpermilieu führt auch dazu, dass wir buchstäblich »sauer« reagieren, uns über Kleinigkeiten aufregen, überkritisch sind und wenig Lebensfreude, Leichtigkeit und Liebe entwickeln können. Es ist eine alte Weisheit: Nur in einem gesunden Körper wohnt auch ein gesunder Geist. Übersäuerung des Organismus schließt das Gemüt mit ein.

Eine Entsäuerung des Körpers kann daher tief greifende seelische Auswirkungen haben und aus uns buchstäblich einen neuen Menschen machen, dessen Umgebung die Veränderung sicherlich mit Freude wahrnimmt.

Wenn nun der Körper zu wenig Mineralien aus der Nahrung und aus Mineralstoffvorräten zur Verfügung hat, um die vielen Säuren zu neutralisieren – was geschieht dann? Was geschieht, wenn die ausleitenden Organe überlastet sind?

Die Folgen sind so vielfältig, wie es unterschiedliche Menschen gibt. Jeder reagiert anders, aber die Ursache ist meist die gleiche. Die Liste möglicher Zweit- und Drittfolgen von Übersäuerung ist lang: Allergien, Akne, offene Beine, um die Gifte über Wunden zu entsorgen, Hautjucken, Fußschweiß, Hämorrhoiden, Knochenschwund (Osteoporose), Bandscheibenleiden, Haarausfall, Zahnprobleme, Kalziumverlust aus Gefäßwänden mit der Folge von Cholesterineinlagerung als Gefäßschutz, Herzkrankheiten infolge von Cholesterinansammlung und »Verkalkung«, zu hoher Cholesterinspiegel als Notwehrreaktion des Körpers, vorzeitige Hautalterung usw.

Hier verbirgt sich auch der Grund, warum Krebskranke nach einer Chemotherapie die Haare verlieren. Der Körper rafft in kürzester Zeit alle Mineralstoffvorräte zusammen und opfert sie, um die Gifte, die ihm verabreicht werden, zu neutralisieren und die Abfallprodukte der Zellzerstörung zu beseitigen, die ebenfalls übersäuernd wirken. So wenig achtet die Schulmedizin auf diesen Zusammenhang, dass sie bis heute Chemotherapien nicht mit hohen Mineralstoffgaben begleitet.

Ausnahmslos jeder Krebskranke müsste sofort auf basische Ernährung – vegetarisch und ohne jede Spur von tierischem Eiweiß – umsteigen. Neben einer Bettumstellung auf einen guten Platz wäre das die wichtigste Maßnahme.

Sie wissen sicher, dass jeder Mensch Krebszellen in sich trägt. Krebs benötigt zum Gedeihen und Überleben ein saures Milieu, in einem basischen Umfeld kann er sich nicht entwickeln. Eine Katastrophe ist deshalb, dass sogar Kinderkrankenhäuser und Krebskliniken die Patienten mit wertloser, säurebildender Nahrung abfüttern. Vielfach bekommen die kranken Kinder und Erwachsenen nur auf ausdrücklichen Wunsch Obst, und Salate gibt es so gut wie nie, von biologisch angebautem Obst und Gemüse ganz zu schweigen. Mit dieser Ernährung werden lediglich der Krebs und andere Erkrankungen der Patienten gefüttert!

In einem uns bekannten Fall wurde es den Eltern sogar ausdrücklich verboten, gesunde Kost ins Krankenhaus mitzubringen oder dem krebskranken Kind zusätzliche Mineralien zu geben, weil das »alles durcheinanderbringt und die Studien verfälscht«!!!

Bitte denken Sie einfach immer daran: Ein gut funktionierender Basenhaushalt im Körper ist eine Folge gesunder Ernährung. Deshalb existieren auch keine Medikamente, die uns gesund machen, wenn wir uns unwohl, müde und schlecht gelaunt fühlen – alles Anfangssymptome einer Übersäuerung. Müdigkeit nach dem Essen ist immer ein Zeichen, dass Sie etwas nicht vertragen oder Säuerndes gegessen haben! Eine basenüberschüssige Ernährung ist der beste Schutz vor chronischen Krankheiten, Herzinfarkt und Krebs!

Wer an Übersäuerung leidet, wird generell leicht müde. Viele greifen dann zu Kaffee, schwarzem Tee, Cola oder Süßigkeiten und erhöhen damit wiederum den Säurespiegel ihres Blutes! Schließlich wird der Betroffene durch eine Krankheit zur Ruhe gezwungen und scheidet über Haut, Schleimhäute, Darm, Blase und Nieren überschüssige Säuren aus. So betrachtet helfen uns Krankheiten, wieder zurück zum Säure-Basen-Gleichgewicht zu finden, und es wäre unklug, das Krankheitssignal »Schmerz« durch Schmerzmittel auszuschalten. Schmerz ist auch Ausdruck von zu viel Säuren im Körper.

> ***Eine kleine Parabel vom Automobil (Folge 10)***
> *Jeder Autofahrer, in dessen Fahrzeug das Ölwarnlämpchen aufleuchtet, geht zur Werkstatt und lässt prüfen, was defekt sein könnte. Es gibt Werkstätten, die wechseln das Lämpchen aus und sagen: »Alles in Ordnung!« Ein guter Autofahrer meidet solche Adressen.*
> *(Fortsetzung folgt)*

Wie gesagt, wenn die Übersäuerung über einen längeren Zeitraum andauert, opfert der Körper Mineralien, zum Beispiel aus Knochen und Zähnen, um die Säuren zu neutralisieren. Deshalb auch die dramatische Zunahme von Osteoporose (Knochenschwund) nicht nur bei älteren Frauen, sondern auch schon bei Kindern und Jugendlichen. Außer im Bindegewebe lagert der Körper im Knochen die überschüssigen Säuren ab; dadurch wird der Knochen poröser und leichter brüchig.

Warum erfährt man kaum etwas von der allgegenwärtigen Übersäuerung?

Weil nur wenige die Zusammenhänge kennen. Insgesamt wird die Tatsache der Übersäuerung unseres Körpers vonseiten der Schulmedizin fast ignoriert, wie Sie am oben erwähnten Beispiel aus der Krebsklinik erkennen können. Anders ist auch nicht zu erklären, dass das Trinken von Milch als Mittel gegen Osteoporose empfohlen wird und Herzspezialisten nichts hören wollen vom »Ausgleich des Säure-Basen-Haushalts«. Ein US-Herzchirurg wurde gefragt, warum die Medizin diese einfachen Zusammenhänge nicht den Patienten mitteilt. Er antwortete lachend: »Na, was glauben Sie denn? Ich habe im letzten Jahr Rechnungen über 2,5 Millionen Dollar ausgestellt.«

Knochenschwund mit Zufuhr von viel Milch verhindern zu wollen ist sinnlos, weil der Körper das enthaltene Kalzium nicht verwerten kann. Und Osteoporose kommt nirgends häufiger vor als in Ländern, in denen große Mengen Kuhmilch getrunken werden. In Ländern wie China und Japan, in denen man so gut wie keine Milchprodukte verzehrt und sich überwiegend vegetarisch, das heißt mineralstoffreich ernährt, kommt Osteoporose dagegen nur selten vor, auch nach den Wechseljahren.

Milch ist ohnehin viel weniger wertvoll, als allgemein angenommen und eingetrichtert wird. Würde man ein Kalb mit der Milch füttern, die wir von den Fabriken bekommen, so würde es innerhalb weniger Wochen sehr krank werden. Um es genau auszudrücken: Sind wir kleine Kälber? Speziell Kinder brauchen erheblich weniger Kuhmilch, als man glaubt, im besten Fall sogar gar keine.

Gewohnheit und Werbung – auf diesen beiden Säulen steht die Milchindustrie. Gewohnheit? Stellen Sie sich einmal vor, an Ihrem Arbeitsplatz bringt jemand immer eine Flasche weiße Flüssigkeit mit. Sie fragen: »Das ist sicher Milch, oder?« Antwort: »Ja, aber menschliche Muttermilch. Die kann man bestellen. Ist viel gesünder als Kuhmilch!« Wir würden Sie sich fühlen, wenn Sie diesem Menschen beim Trinken zuschauen?

Babys sollten gestillt werden und können später im Rhythmus der Zahnentwicklung alles essen, was auch die Erwachsenen zu sich nehmen. Nicht einmal spezielle Babynahrung ist nötig, wenn wir uns biologisch ernähren.

In welch hohem Maß der Faktor Übersäuerung weithin ignoriert wird, erkennen Sie am sogenannten »Säureschutzmantel der Haut«, von dem Sie sicher schon gehört haben. Kosmetika versuchen sogar, ihn zu »regulieren« und zu erhalten. Wissenschaftler haben nämlich festgestellt, dass die Hautoberfläche mit ihren Fetten und dem Schweiß immer mehr oder weniger stark sauer ist, und daraus geschlossen, dass dieser saure pH-Wert »normal« ist. Das ist, als ob Wissenschaftler die Atmungsorgane von Bergarbeitern in Kohlenbergwerken untersuchen, um dann zu verkünden, was eine »normale« Lunge ist.

Das geht so weit, dass manche Menschen wirklich gute Kosmetik nicht mehr vertragen, weil die basische Zusammensetzung die Haut zum Reagieren und Entgiften reizt. Rötungen und dergleichen werden dann als Zeichen des »Nichtvertragens« gewertet.

Der pH-Wert im Embryofruchtwasser ist stark basisch, nämlich 8,5. Und was ist schöner und gesünder als die Haut eines Neugeborenen? Die Körperpflege vergangener Jahrhunderte war immer basisch. Die heutige saure Körperpflege, die als angeblich »pH-neutral« deklariert wird, verdrängt die bisherige basische Pflege. Noch 1980 stand in der Werbung die Bezeichnung »pH-hautneutral« für einen pH-Wert von 6,5. Heute ist die Kosmetikindustrie zum Großteil schon bei einem pH-Wert von 5,0 angelangt, was in der Praxis bedeutet, dass die Säurekonzentration auf mehr als das Zehnfache angestiegen ist. Wie sauer muss der Körper innen sein, um ihn außen so sauer zu machen?

Was geschieht nun, wenn der Körper die Schlackensalze aufgrund ihrer schieren Menge, die wir als Teil unserer Alltagsnahrung zu uns nehmen, nicht mehr loswerden kann?

Die Nieren beispielsweise können saure Flüssigkeiten unterhalb eines bestimmten pH-Wertes nicht mehr ausscheiden. In diesem Fall muss der Körper sie auf andere Weise vorübergehend oder dauernd unschädlich machen.

Wieder reagiert jeder anders. Manche Menschen besitzen einen solch wunderbaren Stoffwechsel, dass sie fast alle Gifte und Schlacken schnell wieder absondern und gesund bleiben, unabhängig davon, was und wie viel sie essen. Das ist die große Ausnahme, wie Sie aus eigener Erfahrung sicherlich wissen. In der Regel werden die Schlacken bei »Überangebot« in unterschiedliche Depots verfrachtet, wo sie darauf warten, aufgelöst zu werden.

Welche Speicher das sind, auch das ist individuell verschieden. Bei Frauen oftmals die Oberschenkel, wo sie die »Orangenhaut« bilden, generell aber auch die Gallen-, Blasen- und Nierensteine, als rheumatisch veränderte Gelenkverbindungen, als Gichtablagerungen, im Zahnstein, in Altersflecken, Arthrosen, Gelenkverkalkung usw. Wobei Herzinfarkt und Schlaganfall nur die Folgen der immer weiter fortschreitenden Ablagerung sind.

Das Bindegewebe dient unter anderem als Säurespeicher und hilft, die gefährliche Überflutung des Körpers mit Säuren zu verhindern. Bei allen chronischen Krankheiten wie Rheuma, Krebs, Arteriosklerose und Gelenkentzündungen ist der Bindegewebsstoffwechsel geschädigt oder blockiert. Das Bindegewebe darf deshalb nicht ständig überlastet werden, weil es eine Schlüsselrolle bei Stoffwechsel und Versorgung aller Organe und für die Immunabwehr spielt.

Apropos Orangenhaut: Sogar Spitzensportlerinnen leiden oftmals unter Zellulitis, weil ihnen diese Zusammenhänge nicht bekannt sind. Bei ihrem Training fällt häufig eine solche Säuremenge an, dass der Körper sie nicht mehr über die Menstruation und die ausleitenden Organe abbauen kann, sondern speichern muss!

Wer Probleme mit Orangenhaut an Hüfte und Oberschenkeln hat, braucht Unterstützung fürs Bindegewebe und den Muskelstoffwechsel. Symptombekämpfung ist zwar immer sinnlos, doch hier wohl am allermeisten. Das Übel muss an der Wurzel gepackt werden, und die versteckt sich gewiss nicht in irgendeinem Erbfaktor. Lassen Sie sich das niemals einreden. Nichts auf der Welt ist ausschließlich durch die Gene vererbt. Natürlich kann sich darin ein Teil der Ursache verbergen, aber selbst das wäre kein Grund zur Resignation. Gehen Sie alle anderen möglichen Ursachen an, und der Erfolg kann so durchschlagend sein, dass Sie keine Veranlassung mehr haben werden, Ihren Vorfahren zu grollen.

Das Grundübel bei Orangenhaut ist ein kleiner Teufelskreis, der durchbrochen werden muss: Wenn sich zu viele Giftstoffe im Gewebe ablagern, setzt man leichter Fett an. Fettablagerung wiederum ist ein Hauptverursacher von schwachem Bindegewebe. Übrigens, nur Frauen bekommen Orangenhaut. Wenn Männer im gleichen Teufelskreis stecken, dann zeigt er sich in einer hohen Stirn oder »Geheimratsecken«, wie man so schön sagt.

Setzen Sie an den Anfang aller Maßnahmen gegen Zellulitis die für Ihren Typ (Alpha oder Omega?) passende vollwertige Ernährung. Versuchen Sie gleichzeitig, über einen längeren Zeitraum besonders viel Vitamin E aufzunehmen, etwa in Form von Getreidekeimlingen, Weizenkeimöl, Distelöl, Leinöl, Mais, Erdnüssen, Kressearten, Hafer oder Vollkornbrot. Die beste Zeit dafür ist der zunehmende Mond, weil der Körper dann alles Zugeführte besonders gut aufnimmt.

Beginnend mit Vollmond massieren Sie anschließend bei

abnehmendem Mond 14 Tage lang die Problemzone mit gutem Entschlackungsöl, ab Neumond dann die gleiche Zeit mit Gewebestraffungsöl. Die Zufuhr von genügend Vitaminen und Mineralstoffen, besonders Vitamin E, sollte auch später nie aufhören, aber die intensive Behandlung der Oberschenkel kann dann in größeren Abständen erfolgen. An Schütze-Tagen sollten Sie sie jedoch nie versäumen. Der Erfolg dieser einfachen und natürlichen Maßnahmen zusammen mit der Mondgymnastik ist verblüffend.

Zurück zur Schlackenbildung: Am stärksten kommt es zur Deponierung der Abfallstoffe dort, wo die vom Herzen am weitesten entfernten Regionen des Körpers liegen oder wo kühlere Temperaturen herrschen (Krampfadern sind eine direkte Folge von Übersäuerung). Oder dort, wo die Seele belastet ist und sich ein Körperorgan erwählt, um ein »Sprachrohr« für ihre Not zu finden. Leicht schmerzende Finger- oder Zehengelenke, kalte Füße und Hände sind deshalb ein brauchbares Warnsignal und sagen Ihnen fast immer: »Ändere deine Ernährungsgewohnheiten.«

Gibt es eigentlich Unterschiede zwischen Mann und Frau, was die Entgiftung betrifft?

Eine der Ursachen, warum Frauen generell eine höhere Lebenserwartung haben, beruht darauf, dass durch die Menstruation allmonatlich eine wirksame Entgiftung stattfindet, bis zu den Wechseljahren.

Hier verbirgt sich auch der Grund, warum Frauen in der

Schwangerschaft oftmals plötzlich unter Akne, Haarausfall, Krampfadern, Hämorrhoiden, Schwangerschaftsstreifen usw. zu leiden haben. Erstens findet die monatliche Entgiftung nicht mehr statt, zweitens unternimmt der Körper alle Anstrengungen, dem Baby eine giftfreie Umgebung und Reifung zu ermöglichen.

Dass dies heute nicht mehr so gut wie früher gelingt, mit Babys, die teilweise schon als AllergikerInnen geboren werden, liegt an der »Normalkost« von heute. Und eben daran, dass es an Aufklärung über den Stoffwechsel und den Säure-Basen-Haushalt des Blutes mangelt. (Die Antibabypille beeinträchtigt übrigens die Entgiftungskraft des Körpers in starkem Maße.) Umso verheerender wirkt sich als Folge der mangelnden Aufklärung aus, dass manche Frauen in der Schwangerschaft noch weniger auf ihre Ernährung achten, nach dem Motto: »Jetzt kann ich mir ein bisschen Übergewicht ja leisten. Das hungere ich später wieder runter.«

Männer müssen sich im Gegensatz zu Frauen gleichsam augenblicklich um Gifte und Säuren kümmern, weil es ihnen an der entgiftenden Menstruation mangelt. Die »Herren der Schöpfung« sind das natürlich gewöhnt, aber deshalb ist ihre Lebenserwartung dennoch um einiges niedriger. Bei ihnen bildet übrigens der mineralienreiche Haarboden die Entgiftungsfeuerwehr, deshalb beginnt auch schon nach 20 bis 30 Jahren der Haarausfall, während bei Frauen normalerweise erst das 70. bis 75. Lebensjahr den Haarschwund einläutet. Mineralstoffmangel kann explosionsartig auftreten durch starke Übersäuerung und Vergiftung, wobei auch seelische Gründe manchmal eine Rolle spielen. Haare können buchstäblich über Nacht ergrauen, wie wir selbst im Verwandtenkreis erlebt haben.

Was können wir im Alltag tun, um von vornherein dieser alltäglichen Übersäuerung zu entgehen?

Etliche Tipps hierzu folgen noch auf den nächsten Seiten, aber eine kleine Zusammenfassung ist sicher nach so viel Information über den Stand der Dinge hilfreich. Uns ist die Suche nach Alternativen anfangs auch schwergefallen, aber heute haben wir es geschafft.

- Legen Sie das Hauptgewicht Ihrer Ernährung auf mineralstoffreiche, basenbildende Kost – viel biologisches Gemüse, Obst, Kartoffeln, Kräutertees, Quellwasser. Wichtig: Alles Gemüse und Obst muss sonnenreif sein. Unreife oder zwangsgereifte Produkte wirken teilweise stark säuernd. Grüner Tee, Kräutertees und Quellwasser sind ebenfalls basenbildend, desgleichen bittere Heilkräuter wie etwa das Tausendgüldenkraut, Schafgarbe, Löwenzahn und dergleichen mehr. Lassen Sie sich im Bioladen beraten, es gibt auch gute Bücher zum Thema.
- Meiden Sie im Lauf der Zeit immer mehr säurebildende Nahrungsmittel, beispielsweise geröstete Nüsse, Weizenmehl, Milchprodukte, polierten Reis. Starke Säurebildner sind Schmelzkäse und Fleisch, die stärksten überhaupt sind Fleischextrakt, Brühwürfel und Backhefe! Wenn Sie

das nicht gerne hören – vielleicht ist diese Information von Interesse: Im Altertum gab es im Orient eine besondere Form der Todesstrafe: Man verabreichte Verurteilten nur gekochtes Muskelfleisch, damals wie heute das minderwertigste Fleisch. Nach etwa sechs Wochen trat der Tod ein – durch Übersäuerung.

Alkohol, weißer Zucker und mit weißem Zucker hergestellte Süßigkeiten, Colagetränke, Kaffee und schwarzer Tee, auch kohlensäurehaltige Mineralwasser, auf Dauer getrunken, sind säurebildend. Interessant ist, dass biologische Vollwertkost mit einem hohen Anteil von Milchprodukten ebenfalls sauer macht.

- Ernähren Sie sich einmal im Monat eine ganze Woche lang frei von tierischem Eiweiß – kein Fleisch, kein Fisch, keine Milchprodukte. Wir haben es ausprobiert, und es funktioniert wunderbar. Köstliche Rezepte für diese »vegane« Ernährungsweise gibt es zahllose – und Ihrer Kreativität sind keine Grenzen gesetzt! Als Alpha-Typ sollten Sie allerdings auf Öle pflanzlicher Herkunft eher verzichten und auf Ghee und Butterschmalz umsteigen.
- In manchen Situationen kommen Sie möglicherweise nicht ganz ohne Nahrungsergänzungsmittel aus, um dem Körper zuzuführen, was er braucht – vielleicht weil der nächste Bioladen einfach zu weit weg ist. Wir sind solchen Produkten immer eher skeptisch gegenübergestanden, können Ihnen aber heute ein gutes weiterempfehlen. Schreiben Sie uns, wenn Sie daran interessiert sind.
- Und schließlich und vielleicht am wichtigsten: Trinken Sie lebendiges Wasser! Trinken Sie jede Menge! Trinken Sie so

viel Sie können! Und erfahren Sie darüber etwas mehr auf den nächsten Seiten.

Nicht jedes sauer schmeckende Lebensmittel macht auch den Körper sauer! Es kommt darauf an, wie der Stoffwechsel damit umgeht. Die saure Zitrone beispielsweise hat im Körper eine basenbildende Wirkung (während Süßigkeiten säurebildend wirken).

Andererseits kann sogar ein gutes basenbildendes Lebensmittel nicht basisch wirken, wenn es im Darm auf Gärungs- oder Fäulnisvorgänge trifft, beispielsweise nach Genuss von Eiern, Schweinefleisch, Rohkost und Salat am Abend usw. Zur basenbildenden Ernährungsweise gehört deshalb auch das Einhalten gewisser »Trennkostregeln«. Mengen an Mehl- und eiweißhaltigen Speisen sollten nicht gleichzeitig verzehrt werden, um giftige Zersetzungsprozesse in Magen und Darm zu vermeiden.

Vielleicht setzt sich jetzt bei Ihnen das Gefühl durch, dass als Folge einer Übersäuerung Dinge geschehen wie auch beim ganz »normalen« Alterungsprozess: Haar- und Zahnausfall, Hautalterung usw. Sie haben recht. Und gleichzeitig erfahren Sie nun, was Sie neben der Ernährung mit basischer Kost zusätzlich tun können, um diesen Prozess in natürliche Bahnen zu lenken. All dieser Mineralstoffraub wäre nämlich nicht nötig.

Die Guten ins Töpfchen, die Schlechten ins Kröpfchen – möglichst echte Lebensmittel und gutes Wasser aufnehmen, das Brauchbare vom Unbrauchbaren scheiden, mithilfe lebensnotwendiger Mineral- und Ballaststoffe das Unbrauchbare entsorgen – ein harmonisches Gleichgewicht.

In erster Linie gibt es also zwei Gründe, warum der Körper mit Schlacken nicht mehr auf natürlichem Weg fertigwird und somit nicht mehr ausscheidet, sondern in Depots zwischenlagern muss:

- Erstens kann es zu viele Schlacken geben. Die schiere Menge macht's. Leber, Haut, Galle, Nieren und Blase – alle diese Organe können nur soundso viel tun, soundso viel entgiften und ausscheiden. Schon der tägliche Verzehr von geringen Mengen weißem Zucker und Fleisch kann bei manchen Menschen das System überfordern und zum Ansatz von Schlacken, zu Gallensteinen (kristallisierten Schlacken), Rheuma, Zellulitis usw. führen.
- Zweitens trinken wir zu wenig!

Lassen Sie uns ein wenig ausholen, weil die Sache mit dem Trinken ungeheuer wichtig und ebenso einfach ist. Leider sind Dinge oftmals zu simpel, als dass man sie sehen könnte. Sprechen wir zuerst noch einmal vom Ausscheiden des Unbrauchbaren, vom Entsäuern und Entgiften.

Loswerden, was belastet – Hilfen zur Entgiftung

Viel ist schon geschrieben und gesagt worden zum Thema »Entschlackung«, Entgiftung, Ausleitung – auch in unserem Buch *Alles erlaubt! Ernährung, Körperpflege, Schönheit – zum richtigen Zeitpunkt.* Aber viel zu selten steht eine Arznei im Mittelpunkt, die von enormer Heilkraft und obendrein fast überall verfügbar ist.

Wasser marsch!

Angenommen, ein vertrauenswürdiger Mensch kommt zu Ihnen und bietet Ihnen eine Medizin an, die einen großen Teil aller körperlichen Probleme, Störungen und Krankheiten lindern, heilen und ihnen vorbeugen kann. Was würden Sie für einen Liter dieser Medizin bezahlen? Was wäre Ihnen das besondere Elixier wert?

Viele Märchen, Mythen und Sagen aus allen Kulturen erzählen von einem geheimnisvollen Jungbrunnen, von einem »Wasser des Lebens«, von einer Quelle ewiger Jugend. So überzeugend wirkten manche dieser Mythen, dass sich sogar schon Expeditionen in unwegsame Dschungel gewagt haben, auf der Suche nach diesem Wundermittel. Dabei müsste niemand weit reisen, um das Elixier zu finden, so viel wissen wir heute. Und es kostet fast nichts, zumindest heute noch nicht. Es fließt aus Ihrer Wasserleitung und nennt sich – Trinkwasser.

Noch ist es durch nichts zu übertreffen. Nicht durch Mineralwasser aus großen Tiefen. Nicht durch Fruchtsäfte, Tees usw. Auch nicht durch Entschlackungstees!

Kräutertees wie etwa Brennnesseltee geben dem Körper die nötige Information, um die Schlackendepots »anzuknabbern« und aufzulösen. Sie geben ihm gleichsam das Vertrauen und die Gebrauchsanleitung, lösend tätig zu werden. Das Beförderungsmittel für diese gelösten Stoffe aber ist Wasser, nur von ihm können die Schlacken abtransportiert werden. Die Grundregel zum richtigen Zeitpunkt lautet hier:

> *Entgiftung und Entschlackung gelingen bei abnehmendem Mond viel besser als bei zunehmendem Mond. Sie sind nur dann erfolgreich, wenn der Körper genügend lebendiges Wasser erhält. Zusammen mit jedem Entschlackungstee sollten Sie die gleiche Menge Trinkwasser zu sich nehmen. Noch besser wäre sogar die doppelte Menge.*

»Ja, aber ein Entschlackungstee besteht ja selbst zum größten Teil aus Wasser. Genügt das nicht?«, könnten Sie jetzt einwenden. Das stimmt. Die Information, die den Tee begleitet, ist jedoch anders. Unser Körper reagiert auf Information in ähnlicher Weise, wie aus einem Radio nur dann Musik ertönt, wenn irgendwo ein Sender steht. Entschlackungstees geben die Information: »Löse das Überflüssige« – Wasser gibt die Anweisung: »Transportiere das Überflüssige hinaus.« Lösung und Abtransport sind zwei verschiedene Aufgaben.

Trinkwasser ist also der zweite Grund für Schlackendepots in unserem Körper, oder genauer: das Zuwenig an Trinkwasser! Trinken wir zu wenig, verliert der Körper das Vertrauen in uns. Er kann das Überflüssige und Schädliche im Körper nicht mehr in Lösung halten und dann rechtzeitig ausscheiden. Und auf die Verwendung von Zellwasser greift er nur im äußersten Notfall zurück. Er speichert dann Wasser, um es im rechten Moment für seine wichtigsten Stoffwechselvorgänge abzurufen beziehungsweise um Vorräte zur lebensnotwendigen Säureverdünnung anzulegen. Deshalb bilden sich Ödeme, dicke Knie usw. Und er lagert ungelöste Schlacken in unterschiedlichster Weise – von Gichtkristallen über Gallensteine bis zur Orangenhaut – als Notwehrreaktion ab, um sich nicht zu verätzen.

Die Regel Nummer eins lautet also, wenn es um Entgiftung und Ausleitung geht: Viel Wasser trinken! In jedem Alter!

Was aber ist »gutes« Wasser, und welche Wege stehen Ihnen offen, um an gutes Wasser zu gelangen?

Bestes Wasser ist mineralienarm. Werbewirksam vermarktete Mineralien aus Mineralwässern lassen sich zum weit überwiegenden Teil nicht vom Körper verwerten, da sie anorganisch und biophysikalisch tot sind – es handelt sich um gelöste Steine. Sie müssen wieder durch die Nieren verschwinden oder als Schlacken im Körper gelagert werden. Leitungswasser zu trinken ist fast immer sinnvoller, als sich kohlensäurehaltiges Mineralwasser einzuverleiben, und es ist oftmals besser, als im Handel erhältliche stille, mineralienarme Wasser zu verwenden.

Wir brauchen nämlich *lebendiges* Wasser.

Es wird der Tag kommen, an dem der erste Lebensmittel-Physiker seinen ehrenwerten Beruf ausübt. Der Lebensmittel-Chemiker kennt die Stoffe und die Zusammensetzung unserer Nahrung und beurteilt ihre Qualität danach. Der Lebensmittel-Physiker hat die Möglichkeit, einen Teil dessen zu erfahren, was ihre Lebendigkeit ausmacht.

Chemiker und Biologen waren es, die das heilige Wasser von Lourdes untersuchten und »nichts Besonderes« darin fanden. Es sei nicht anders als das Wasser beliebiger Quellen im nahen Umkreis. Dem Physiker steht ein anderer Weg zur Verfügung, um wenigstens damit zu beginnen, solches und anderes Wasser in seiner Qualität abschätzen zu können. Er hat den Unterschied messen können. Mit ihm natürlich auch die Millionen von Menschen in aller Welt, denen durch solches Wasser das Leben leichter gemacht worden ist.

Sie wissen vielleicht, dass nicht eine einzige Schneeflocke der anderen gleicht – eines der großen Wunder der Natur. Ein japanischer Physiker stellte sich kürzlich die Frage: »Was geschieht, wenn ich eine beliebige Schneeflocke im luftleeren Raum schmelze und danach wieder einfriere?« Die Antwort auf seine Frage verblüffte über die Maßen: Zuerst taute er die Schneeflocke auf – es bildete sich ein winziger kugelrunder Wassertropfen. Dann, während der Wassertropfen wieder einfror, entstand genau die gleiche Schneeflocke wie zuvor.

Meditieren Sie ein wenig über diese Tatsache.

Wasser hat ein Gedächtnis. Es lässt sich »informieren« wie kaum ein anderer Naturstoff. Das Wasser, das freiwillig an die Oberfläche tritt, ist reifes Wasser, lebendiges Wasser. Ihm wohnt eine besondere Energie inne, eine Schwingung, die wir brauchen, damit es in unserem Körper seine lebenswichtige Arbeit leisten kann. Wasser aus großen Tiefen gepumpt (wie die allermeisten Mineral- und Trinkwässer) ist noch nicht voll entwickelt. Es ist weniger lebendig als Quellwasser.

Wasser ist der wichtigste Informationsträger auf der Erde. Warum in der Badewanne aus Leibeskräften gesungen wird, hängt vielleicht mit dieser besonderen Fähigkeit des Wassers zusammen: Es nimmt uns eine Last von den Schultern, wenn wir es wünschen. Es inspiriert uns zu neuen Taten und Ideen.

Wasser kann lebendige Information tragen und senden. Viele besondere Quellen in aller Welt bezeugen, was lebendige Information für Wasser bedeuten kann. Manche von ihnen sind zu weltbekannten Wallfahrtsorten geworden, so groß ist die

Heilkraft lebendig informierten Wassers. (Unsere eigene Kosmetikserie enthält solches lebendiges Wasser, siehe Seite 306).

»Über sieben Steine muss Wasser laufen, um sauber zu werden« – das beste und für uns Menschen gedachte Wasser entstammt Quellen, die von selbst zur Oberfläche gelangen. Das Wasser hat den nötigen Reifeprozess hinter sich und ist sauber und lebendig geworden, hat sich selbst gereinigt und trägt lebendige Information. Grundwasser dagegen ist noch nicht reif. Die Natur hat es nicht ohne Grund noch nicht freigegeben. Viele Mineralwässer sind sogar regelrecht tot; den eigenen Flüssigkeitsbedarf ausschließlich mit ihnen zu decken, schwächt langfristig unsere Abwehrkräfte, gleichgültig wie viele »gesunde« Stoffe sie enthalten.

Nur wenige von uns haben jedoch das Glück, sauberes und energetisch hochwertiges, lebendiges Quellwasser direkt aus dem Wasserhahn zapfen zu können. Um diesen Mangel auszugleichen, gibt es verschiedene, mehr oder weniger wirksame, mehr oder weniger preisgünstige Wege (so etwa Grander-Geräte). Als eine preiswerte und dennoch gut funktionierende Erste-Hilfe-Maßnahme können wir Ihnen das Mineral Magnetit empfehlen. Als Heilstein fördert der Magnetit die Unterscheidungskraft zwischen Brauchbarem und Überflüssigem und ist ein besonders guter Informationsträger. Einfach in eine Karaffe mit Wasser legen, das Wasser immer wieder aus der Leitung nachfüllen – und schon haben Sie ständig sehr gut belebtes Wasser zur Verfügung, auch auf Reisen. Steine zur Wasserbelebung sind inzwischen vielfach erhältlich.

Was aber, wenn ich kein Durstgefühl entwickle?

Ein seltsamer Zusammenhang ist hier zu erwähnen: Je dringender der Körper des Wassers bedarf, desto häufiger kommt es vor, dass man keinen Durst empfindet! Besonders ältere Menschen sind davon betroffen, was gerade bei ihnen unangenehme Auswirkungen hat.

> ***Eine kleine Parabel vom Automobil (Folge 11)***
> *Jeder Autofahrer und jeder Radfahrer weiß, dass sich rostige Schrauben manchmal richtig dagegen sperren, geölt zu werden – zum eigenen Schaden. Als ob diese Stelle am Fahrzeug das Vertrauen verloren hätte, gut gepflegt zu werden.*
> *(Fortsetzung folgt)*

In erster Linie ist dieser Mangel an Gespür für das notwendige Maß die Folge erlernter oder andressierter Denkmuster, beispielsweise: »Ich trinke nur, wenn ich Durst habe.« – »Ich trinke nur zum Essen.« – »Ich will nicht so oft auf die Toilette müssen, weil ich eine lange Autofahrt vor mir habe / nachts nicht aufstehen möchte / die Sitzung nicht unterbrechen will usw.« – »Ich trinke lieber weniger, weil mir Schwitzen unangenehm ist.«

Kaum zu glauben, aber Gedanken wie diese bekommt man viel häufiger zu hören, als man annehmen möchte. Vielleicht fällt es Ihnen leichter, sich gesündere Verhaltensweisen anzugewöhnen und zu trinken, was der Becher hält, wenn Sie sich solche Gedankenmuster ins Bewusstsein heben! Haben Sie Geduld mit sich. Der Körper braucht einige Zeit, bis er wieder

Vertrauen zu seinem »Besitzer«, zum Kapitän an Bord, fasst. Danach wacht das natürliche Durstgefühl wieder auf.

Noch ein Tipp: Trinken Sie wenn möglich niemals während des Essens, sondern immer nur vorher oder hinterher. Für diesen Rat gibt es viele gute Gründe, der wichtigste ist aber Ihr persönliches Gefühl, wenn Sie ihn befolgen. Beobachten Sie allein nur die Tatsache, welche Essensmengen Ihnen »ausreichend« erscheinen, wenn Sie nichts Flüssiges zum Essen verkonsumieren.

Neben Entschlackungstees, guter Luft, Mondgymnastik zum richtigen Zeitpunkt und Freude am Leben ist also das Trinken von viel lebendigem Wasser von höchster Bedeutung, wenn Sie Ihren Körper von innen säubern wollen.

Es gibt aber noch ein Element, das Beachtung verdient und bisher so sehr vernachlässigt worden ist, dass Sie Mühe haben werden, etwas Genaueres darüber zu erfahren.

Das Salz des Lebens

Eine kleine Quizfrage: Angenommen, man würde den menschlichen Körper in seine kleinsten Bestandteile zerlegen. Aus wie vielen Elementen besteht der gesunde Mensch?

Die 10 000-Euro-Antwort lautet: Vierundachtzig! 84 Elemente finden sich im Menschen, wenn ein Chemiker den Körper analysieren würde. Von Natrium und Kalium über Kalzium und Stickstoff bis zu Eisen, Selen, Kupfer, Mangan usw.

Folgt sogleich die 100 000-Euro-Frage: Gibt es einen Stoff in der Natur, der ebenfalls diese 84 Elemente enthält, aber nicht mehr und nicht weniger? Und wenn es ihn gibt: Müsste ein solcher Stoff nicht ein ideales Lebensmittel darstellen? Kaum vorstellbar, aber eine solche Substanz existiert. Es ist *unbehandeltes Meersalz*! Hätten Sie's gewusst? Ein weiteres Wunder ist, dass diese 84 Elemente im Meerwasser im genau gleichen Mengenverhältnis vorhanden sind wie im Blut!

Das Meer ist es also, das uns Menschen ein unschätzbar wertvolles Geschenk macht, ein in sich komplettes Lebensmittel im wahrsten Sinne des Wortes – ein Mittel zum Leben. Salze sind für die Kommunikation im Körper (Nerven, elektrische Impulse) sowie für die Zellversorgung und -reinigung unverzichtbar, und für viele weitere Abläufe im Körper ebenfalls.

Ja, es ist nur schade, dass Sie heute lange suchen müssen, um solches Salz irgendwo kaufen zu können! Das Salz unserer Läden und Supermärkte ist nämlich kein Salz – es ist die Chemikalie Natriumchlorid, fast immer kombiniert mit der Chemikalie Aluminiumsilikat als »Rieselhilfe«. Würde man es an Tiere verfüttern, so würden sie in kurzer Zeit sehr krank werden. Deshalb gab und gibt es auch das »Viehsalz«, das Salz, das noch alles Leben enthält und früher das normale Salz war. Das berühmte »Salz der Könige«, das »Salz des Lebens« – das ist lebendiges, unraffiniertes Kristallsalz.

Die »normale« Salzdosis von etwa 12 bis 15 Gramm täglich, die wir durchschnittlich zu uns nehmen, schädigt auf Dauer. Im Meersalz dagegen ergeben Natriumchlorid und all die anderen Mineralien ein komplettes Ganzes, bei dem ein kleines Zuviel nicht schadet. Das hochwertigste Salz für uns Menschen findet man deshalb heute in kristalliner Form in Bergwerken, in denen das Salz ausgetrockneter Urmeere gewonnen wird. Man nannte früher das Kristallsalz aus dem Berg Kaiser- oder Königssalz, weil es so wertvoll und teuer war. Solches Kristallsalz war seit etwa 100 Jahren nicht mehr im Handel – bis heute. Unbehandeltes Meersalz, durch Verdampfen aus dem heutigen Meerwasser gewonnen, trägt schon so viele Schadstoffinformationen, dass man es auch nicht mehr ruhigen Gewissens genießen kann.

Wie konnte es dazu kommen, dass man uns heute pures Natriumchlorid verkauft, eine Laborchemikalie? Wo bleiben die anderen 82 Elemente? Dafür gibt es eine logische Erklärung: 93 bis 94 Prozent allen produzierten Salzes werden an die chemische Industrie verkauft, in erster Linie zur Chlorgewinnung, aber auch zum Extrahieren anderer Elemente aus dem Salz. Sie braucht dazu möglichst reines Natriumchlorid. Fast der gesamte Rest wird zum Konservieren von Lebensmitteln verwendet, weil Natriumchlorid als aggressiver Stoff hierzu sehr gut geeignet ist, wie seit Jahrtausenden bekannt. Logischerweise kauft die Nahrungsmittelindustrie das dafür am besten verwertbare und billigste Salz, und das ist nun einmal das industriell gefertigte Natriumchlorid.

Nicht einmal ein halbes Prozent der gesamten Welt-Salzproduktion wird in Restaurants und Haushalten verbraucht!

Wussten Sie, dass Fertignahrungsmittel in der Regel 25-mal mehr Natriumchlorid enthalten, als Sie zum Würzen frischer Lebensmittel verwenden würden? Ob Konserve oder Wurst: Überall ist es in Mengen drin.

Nehmen Sie einmal eine genaue Waage zu Hilfe und schütten Sie fünf Gramm Salz drauf. Betrachten Sie das kleine Häufchen und denken Sie daran, dass der Mensch täglich nicht mehr zu sich nehmen sollte (Ausnahme: viel Schwitzen und große Anstrengungen).

Kristallsalz enthält alle 84 Elemente in vom Menschen voll verwertbarer Form und im richtigen Mengenverhältnis untereinander. Die Kristalle sind so klein, dass dadurch das einzelne Element in die Körperzelle eindringen kann. So werden Stoffwechselrückstände und Schlacken gelöst und die Zellen versorgt. Kristallsalz ist zum Entgiften des Körpers ideal.

Unsere Empfehlung in diesem Kapitel: Verwenden Sie ab jetzt unraffiniertes Kristallsalz. Verwenden Sie generell nichts, was mit der Bezeichnung »raffiniert« versehen ist. Raffinierte Dinge kommen von »raffinierten Menschen«.

Fragen Sie in Ihren Bioläden nach Kristallsalz. Und wundern Sie sich nicht über den Preis dieses Salzes. Kristallsalz kommt zu weniger als einem Prozent der Gesamtsalzmenge in einem Bergwerk vor. Dort findet man die Salzrückstände von Ozeanen, die vor Millionen Jahren ausgetrocknet sind. Dieses Salz kann nur von Hand abgebaut werden, da es in Form kristalliner Adern im Normalsalz vorhanden ist; es muss in Handarbeit herausgemeißelt werden.

An dieser Stelle soll noch einmal der Unterschied zwischen Chemie und Physik verdeutlicht werden. Die Chemie untersucht die Inhaltsstoffe und deren Mengen, die Physik deren Wertigkeit durch Schwingungsverhalten und -intensität, mit anderen Worten: einen Teil dessen, was Lebendigkeit ausmacht. Würde ein Tier eine Minute nach seinem Tod untersucht, so käme der Chemiker zum Ergebnis, dass absolut alles in Ordnung ist. Alles Nötige ist da. Der Physiker jedoch misst Zell-, Gehirn-, Herz- und Nervenströme und schwache Lichtstrahlungen und gelangt zu einem anderen Resultat.

Wer hat recht? Beide.

Nur ist das Ergebnis des einen ohne jenes des anderen irreführend.

Der Unterschied in der Betrachtungsweise gilt für vieles in der heutigen Wissenschaft, und besonders gravierende Auswirkungen hat er in Ernährungswissenschaft, Landwirtschaft, Medizin und Biologie. In all diesen Forschungsbereichen könnten Physiker viel gültigere Aussagen über Lebenskraft und Gesundheitswert von Nahrungsmitteln, Medikamenten, Kräutern usw. machen als Chemiker. Aber das ist Zukunftsmusik. Noch müssen wir unter dem Diktat einer einzigen Sichtweise der Natur leiden.

Auf jeder Lebensmittelpackung beispielsweise sind die Inhaltsstoffe aufgelistet. Da können Sie lesen, wie hoch beispielsweise der Zuckeranteil ist. Das ist die chemische Analyse, eine reine Mengenangabe. Aber wie steht es mit der Qualität, mit der Lebenskraft? Was für ein Zucker ist es: raffinierter, weißer, wertloser Zucker oder hochwertiger, mineralstoffreicher Rohrohrzucker?

Sie können sich darauf verlassen: Kristallsalz besitzt höchste Lebenskraft, da es biophysikalisch höchstwertig ist. »Kristall« bedeutet, dass es in geordneter Geometrie vorkommt (anders als gewöhnliches, selbst naturbelassenes Salz) und diese Ordnungsinformation an den Körper weitergibt. Es gelangt ohne jede Umweltverschmutzung in den Handel. Der Geschmack des Kristallsalzes ist zudem etwas Besonderes, nicht aggressiv und viel vollmundiger als gewöhnlich.

Echtes Kristallsalz ist ein wahres Lebenselixier: Das Licht in Körper und Geist geht wieder an. Schon kurze Zeit nach der Einnahme beginnt die Entgiftung, die allerdings je nach Verschlackungsgrad einige Zeit dauern kann.

Viel Wasser trinken und gutes Salz – Sie haben nun diese beiden wichtigen Elemente einer wirksamen Entgiftung kennengelernt.

Wir haben uns also bemüht, den Körper zu reinigen – sprechen wir zum Schluss ein wenig über das, was an die Stelle der leeren Zivilisationskost treten sollte: als zweiter Pfeiler gesunder Ernährung neben einer wirksamen Entgiftung, als zweiter Schritt nach einer gründlichen inneren Reinigung.

Hereinlassen, was Leben bringt – Hilfen zur gesunden Ernährung

Sämtliche Grundregeln für die gesunde Ernährung haben wir in unserem Buch *Alles erlaubt!* vorgestellt. Zur Erinnerung oder damit Sie vielleicht Lust auf die Lektüre bekommen, hier noch einmal eine kurze Zusammenfassung. Denn die wirksame Entschlackung ist eine Sache – Sorge zu tragen, dass die Depots nicht wieder aufgefüllt werden und »gutes Benzin getankt« wird, eine andere.

Die erste Grundregel gesunder Ernährung …

… ist die wichtigste. Sie lautet: Es gibt keine. Jeder Mensch ist einzigartig. Diese persönliche Einzigartigkeit zum Erblühen zu bringen, darum geht es uns von Anfang an in unserer Arbeit.

Es wird viel geredet und geschrieben über »gesunde Ernährung«, aber noch immer wird sehr häufig vergessen, dass dieses Thema eine individuelle Angelegenheit ist. Und selbst wenn das bekannt ist, fällt es doch oftmals leichter, »vorgekauten« Patentrezepten zu folgen, als selbst zu entscheiden.

Werfen Sie die Ängste endlich über Bord und verlassen Sie sich mehr auf sich selbst und Ihr Gespür. Genießen Sie, was Sie essen. Wenn es keinen Genuss bringt, essen Sie lieber nichts, trinken Sie ein Glas Wasser und freuen Sie sich auf etwas Gutes.

Wahrer Genuss ohne Reue und schlechtes Gewissen ist eine ungeheuer wichtige Sache, ein zentrales Element guter Gesundheit. Reue und schlechtes Gewissen vergiften den Körper viel stärker, als ab und zu Fast Food oder Normalkost es könnten. Echter Genuss führt dagegen zu unmissverständlichen Botschaften des Körpers. Wer aufrichtig genießt – ob Verträgliches, Gesundes oder auch manchmal Ungesundes –, dessen Körper wird klare Auskunft geben über die wahre Qualität des Aufgenommenen. Der Organismus meldet sich mit »Gut« oder »Alarm!«, »Auf geht's!« oder »Müde«. Nach solchen Botschaften lässt sich planen und leben und reagieren. Ein gut behandelter Körper wird zum verlässlichen Freund. Wer mit schlechtem Gewissen isst, dessen Körper wird immer rebellieren und das Aufgenommene als ungenießbar, als Last betrachten. Dessen Körper gibt Daueralarm, der zu nichts führt – sogar dann, wenn das Verspeiste von bester Qualität war! Echter Genuss weckt uns auf. Echte Sucht betäubt immer, gleichgültig, wonach man süchtig ist.

Ihr Gespür hat Ihnen sicherlich schon längst gesagt, was an der heutigen Ernährung sinnvoll ist und was nicht. Haben Sie den Mut, diesem Gefühl zu folgen – und werfen Sie die Kalorientabellen weg!

Steigen Sie um auf Bio

Kürzlich wurden sämtliche amerikanischen Tabakkonzerne verurteilt zur Zahlung von Abermilliarden Dollar an durch Rauchen geschädigte Menschen. Das Urteil wurde unter anderem damit begründet, dass die Zigarettenhersteller über Jahrzehnte die schon längst erkannten und belegten Gefahren des Rauchens verharmlost oder verschwiegen hätten.

Man kann nun über dieses Urteil geteilter Meinung sein und beispielsweise den Rauchern etwas mehr Eigenverantwortung auferlegen. Eine Tatsache bleibt aber bestehen: Würde man an die industriellen Hersteller von Nahrungsmitteln, Süßwaren usw. und an die Agrarindustrie heute genau die gleichen juristischen Maßstäbe anlegen wie im Prozess gegen die Tabakhersteller – es wären die zehnfachen Entschädigungssummen fällig. Die meisten von ihnen wären über Nacht bankrott, so sehr haben sie uns Schaden zugefügt. Dessen Ausmaß ist so gigantisch und unfassbar, dass es eigentlich nicht verwundert, wie sehr man sich gemeinhin gegen das Erkennen dieser Tatsache wehrt. Umso erfreulicher, dass es heute immer mehr Menschen gibt, die sich anders entscheiden – für das Gesunde, Biologische, Natürliche. Für das Regionale, für Produkte aus biologischer Landwirtschaft und artgerechter Tierhaltung.

Sie sind in letzter Zeit umgestiegen auf biologische Kost? Wir beglückwünschen Sie dazu! Es ist ein Zeichen dafür, dass Sie auch die zweite Hälfte des Satzes »Liebe deinen Nächsten wie dich selbst« beherzigen. Ohne die zweite Hälfte ist die erste nicht zu verwirklichen.

Sie sind noch nicht umgestiegen? Vielleicht weil biologische Produkte Ihnen zu teuer sind? Abgesehen davon, dass »normale« Lebensmittel viel teurer als Bioprodukte wären, wenn Kostenwahrheit herrschen würde: Von Bioprodukten brauchen Sie nach relativ kurzer Zeit nur noch die Hälfte der Mengen, weil Sie schneller satt sind. Bio ist VIEL preiswerter im Wortsinn, sowohl für unsere Gesundheit als auch für eine gesunde Umwelt.

Eine kleine Parabel vom Automobil (letzte Folge)

Ein Autofahrer kann an der Tankstelle zwischen zwei Sorten Benzin wählen: Normal und Gut. »Gut« kostet seinen Preis und wird mithelfen, seinem Vehikel ein langes Leben zu sichern. Beim Überholen gibt's keine Probleme, der Wagen zieht gut durch – aktive Sicherheit. Der Motor schnurrt, weil er Gutes bekommt, und dankt's mit Zuverlässigkeit – passive Sicherheit.

»Normal« kostet viel weniger. Der Motor läuft anfangs gut, dann allmählich klopft und raucht er. Überholmanöver sind gefährlich, weil keine effiziente Beschleunigung zu erzielen ist. Und so langsam ächzt der Motor unter der Bürde der Ablagerungen in den Leitungen, die Verbrennung ist unvollständig, das Gefährt kann nie das Gefühl vermitteln, das angestrebte Ziel auch wirklich zu erreichen. Für welches Benzin wird sich der Autofahrer entscheiden – »Gut« oder »Normal«?

Wie gesagt, wir gratulieren allen Umsteigern auf Biokost! Sie haben mehr für diese Welt getan als (fast) jeder Politiker.

Ernähren Sie sich gesund und helfen Sie mit, all jene zu ernähren, die uns echte Lebensmittel zu angemessenen Preisen bringen. Helfen Sie mit, uns vor den üblen Zeitgenossen zu schützen, die Saatgut patentieren lassen! Genießen und pflegen Sie Ihre Gesundheit, pflegen Sie sich, gönnen Sie sich Zeit. Zeit ist nicht Geld, Zeit ist Zeit. Nur wer sich Zeit nimmt, wird Zeit haben – für sich, für seine Kinder, für seinen Beruf, für seine Gesundheit und seine Freizeit. Alles zu seiner Zeit.

Lernen Sie wieder, alles zu genießen – die Arbeit wie die Familie, Freundeskreis wie Freizeit, Hobby und Sport. Nabeln Sie sich vom »Üblichen« ab, statt sich abhängig zu machen. Vertrauen Sie Ihrem Gespür und nicht geldgierigen Menschen, die von Ihren Problemen profitieren. Gewöhnen Sie Ihren Körper wieder an das Naturbelassene und Gesunde. Nach kurzer Zeit schon ist er aufgewacht und wünscht sich nichts anderes mehr.

Alpha oder Omega – finden Sie Ihren Ernährungstyp

Zahlreiche Leserinnen und Leser unseres Buchs *Alles erlaubt!* haben uns berichtet, wie erfolgreich die Umstellung auf die Ernährung nach dem individuellen Ernährungstyp und in Harmonie mit den Mondrhythmen verlaufen ist und für viele zur Offenbarung wurde: eine kleine Revolution der Lebensfreude. Hinzu kam, dass das Buch vielen Menschen beim Übergang zu einer natürlichen Ernährung geholfen hat. Der Wandel tief verwurzelter Gewohnheiten gelingt nämlich nur dann mühelos, wenn Sie Ihren persönlichen Ernährungstyp kennen und gleichzeitig echte Information über die Zusammenhänge erhalten.

Wir haben uns die Begriffe Alpha-Typ und Omega-Typ ausgedacht, weil es nach unserem Kenntnisstand keine populären und eingeführten Bezeichnungen gab. Die Ernährungswissenschaft ist zu dieser jahrtausendealten Erkenntnis der Existenz zweier Grundtypen noch nicht vorgedrungen – zumindest nicht in einer für unsere Regionen und Breitengrade verwertbaren Form. Das ist aber auch gar nicht nötig, denn das vorhandene Wissen reicht für unsere Zwecke und Ihren Gewinn völlig aus.

Als besonderen Leserservice können wir Ihnen anbieten, sich auf unserer Website www.paungger-poppe.com genauer zu informieren und auch anhand eines Fragebogens zu analysieren, welcher Typ Sie sind. Blättern Sie hierzu auf Seite 308 vor.

Ernährung im Rhythmus des Mondes

Im Lauf der letzten zehn Jahre haben wir eine ganz einfache Ernährungsumstellung in Harmonie mit dem richtigen Zeitpunkt vorgestellt und diese »Mondkur« immer wieder in kleinen Schritten und Zusammenhängen erklärt, bei Vorträgen und in unserem Taschenkalender *Das Mondjahr**. Langsam wurde auf diese Weise die so einfache und wirksame Ernährungsweise populär. Immer mehr begeisterte Leser und Zuhörer sind inzwischen auf uns zugekommen und haben sich für den Rat bedankt, weil er bis heute das Einzige war, was ihnen mühelos geholfen hat.

Ernährung zum richtigen Zeitpunkt im Rhythmus der Natur und des Mondes ist einfach zu erklären und einfach zu befolgen. Sie ist nach unserer Erfahrung eine Möglichkeit, die langfristigen Erfolg bringt, den Körper sanft entgiftet, die Sinne weckt und die Gesundheit nicht beeinträchtigt. Sie vergewaltigt den Körper nicht, weil sie nicht radikal in seine inneren Abläufe eingreift.

Nichts Besonderes ist daran – sogar der Name »Kur« ist irreführend. Die »Mondkur« ist nichts anderes als ein Bestandteil der von Anfang an für den Menschen gedachten Ernährungsweise. Sie gehört zu den natürlichsten Dingen der Welt. Ihnen zu helfen, sich auf sie zu besinnen, ist eines unserer Anliegen.

Mit den Erfahrungen, die Sie aus diesem Buch gewinnen werden, kombiniert mit dem Wissen um gesunde Ernährung, um Ihren Ernährungstyp und in welchen Zeitrhythmen das Essen Ihnen am besten bekommt, haben Sie ein solides Fundament geschaffen für Gesundheit und vor allem Freude am Leben.

---

* Erscheint jährlich Ende Juni für das kommende Jahr. Das ideale Instrument, um die eigene »Mondkur« zu begleiten, aber nicht nur dafür!

Somit kennen Sie nun auch den Grund für dieses Kapitel als Abschluss eines Buches über erfolgreiche Bewegung zum richtigen Zeitpunkt – über die Mondgymnastik. Gesunde Ernährung allein führt erst mit einem Mindestmaß einfacher Bewegung zu guter Gesundheit. Und angemessene, maßvolle Bewegung führt erst bei bewusster, gesunder Ernährung zu dem Erfolg, den Sie sich davon erwarten dürfen. Das eine und das andere ergänzen sich perfekt zu einer Ganzheit.

Krankheit kann Folge einer harmlosen, unbedeutenden Gewohnheit sein, die man täglich praktiziert. Jeden Abend beispielsweise einen Pfefferminztee trinken mündet relativ gewiss nach einiger Zeit in chronische Kopfschmerzen. Pfefferminztee ist eine erfrischende Wohltat – zum richtigen Zeitpunkt genossen und nicht als Ausdruck einer Gewohnheit. Ein Glas Milch täglich kann den Körper aufschwemmen und nach Jahren die Leberfunktion auf Dauer schädigen. Ein Glas Milch kann ein Genuss sein – zum richtigen Zeitpunkt genossen und nicht als Ausdruck einer Gewohnheit.

Unser Anliegen ist es, Sie unbestechlich zu machen gegenüber dem Versuch, Sie mit bequemen Rezepten zu locken und dann in Schablonen zu pressen. Niemand auf der Welt kann besser entscheiden als Sie, was gut für Sie ist und was nicht. Haben Sie den Mut, zu dieser Entdeckungsreise aus eigener Kraft aufzubrechen. Ihr Körper wird Sie belohnen. Im Lauf der vielen Jahre der Vorträge und der Zusammenarbeit mit interessierten Leserinnen und Lesern haben wir immer wieder die Erfahrung gemacht, dass es oft nur ein wenig Überwindung für den Start kostet. Auf eingefahrene, lieb gewordene Gewohnheiten wird niemand gern verzichten. Aber der Erfolg von ein wenig Mut zum Umdenken wird Ihnen recht geben.

Schließen wir nun mit einer kurzen Erinnerung an das wichtigste Lebensmittel überhaupt.

Es gibt keine Schwierigkeit,
die sich nicht mit Liebe bewältigen ließe.
Keine Krankheit, die sich nicht mit Liebe heilen ließe.
Keine Tür, die sich nicht mit Liebe öffnen ließe.
Keinen Abgrund, den nicht Liebe überbrücken würde.
Keine Sünde, die sich nicht mit Liebe wiedergutmachen ließe.
Es spielt keine Rolle, wie groß das Problem, wie hoffnungslos der Anschein,
wie tiefgehend die Verwirrung, wie schwerwiegend der Fehler.
Mit Liebe lässt sich alles auflösen.

ANHANG

Gymnastik, wie sie nicht sein soll

Der Dank an Johanna Paunggers Bruder Georg Koller zu Beginn des Buches gilt nicht nur seiner Mitarbeit, sondern auch den wertvollen Ratschlägen, welche althergebrachten Gymnastikübungen *nicht* den gewünschten Erfolg bringen und langfristig sogar viel Schaden anrichten können. Wir waren der Meinung, diese Information könnte für Sie wichtig sein, und haben Sie deshalb hier aufgenommen. Ein Beispiel kennen Sie schon: das Nachwippen. Hätten Sie gedacht, dass Sie damit das Gegenteil des Gewünschten bewirken?

Kopf und Hals

Wie steht's mit dem berühmten »Kopfkreisen«? Sicherlich haben Sie es auch schon einmal geübt, oder es bildet heute noch einen Bestandteil Ihrer Gymnastik. Denken Sie aber einmal einen kurzen Augenblick nach. Ruht der Kopf auf einem Kugelgelenk? Würde er das tun, wäre Kopfkreisen wahrscheinlich genauso sinnvoll wie sanfte Roll- und Drehbewegungen des Schulter- und Hüftgelenks.

So aber sorgt Kopfkreisen für verstärkte Abnutzungserscheinungen der Halswirbelsäule. Das ist von großem Nachteil, weil diese Körperregion den oberen Teil des Rückenmarks schützt und gleichzeitig alle Belastungen von den so wichtigen Blutgefäßen fernhält, die zum Gehirn führen. Also vergessen Sie ab jetzt das Kopfkreisen und ersetzen Sie es lieber öfter durch die Stier-Übungen. Damit wirken Sie den häufigen Verspannungen dieses Bereichs entgegen und tun viel für die Elastizität und Durchlässigkeit der Halspartie.

Wirbelsäule, Rücken- und Bauchmuskeln

Stellen Sie sich ein etwa ein Meter langes Rohr vor, das in 24 fast gleiche Teile zersägt wird. Besorgen Sie sich 23 dünne durchlöcherte Gummischeibchen im gleichen Durchmesser wie das Rohr und legen Sie zwischen die Röhrchen jeweils eine dieser Scheiben. Ziehen Sie schließlich ein Seil durch das Ganze, um alle Röhrchen und Scheiben zu verbinden. So ähnlich wie das Ergebnis sieht unsere Wirbelsäule aus, jenes Gebilde, durch das alle Nervenbahnen wandern und das von Muskeln und Bändern umgeben ist, die sie schützen und uns aufrecht halten. Damit Sie lebenslang Freude an diesem zentralen Körperteil haben, sollten Sie auf kräftige Bauch- und Rückenmuskeln achten und folgende Übungen vermeiden:

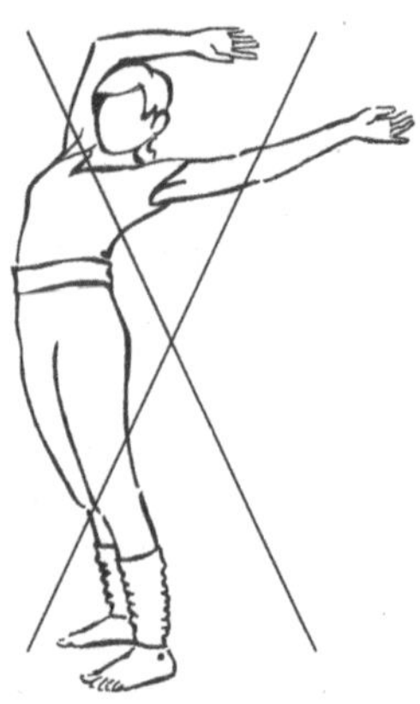

- *Rumpfkreisen*: Eine beliebte Übung der Sportlehrer früherer Zeiten. Die

Wirbelsäule ist jedoch für solch schwungvolle, unkontrollierte Drehbewegungen nicht gebaut. Besonders die Lendenwirbelsäule leidet darunter.

- *Schwalbennest*: Eine viel zu starke Wirbelsäulenkrümmung tritt hier ein. Für Akrobaten allerdings kein Problem.

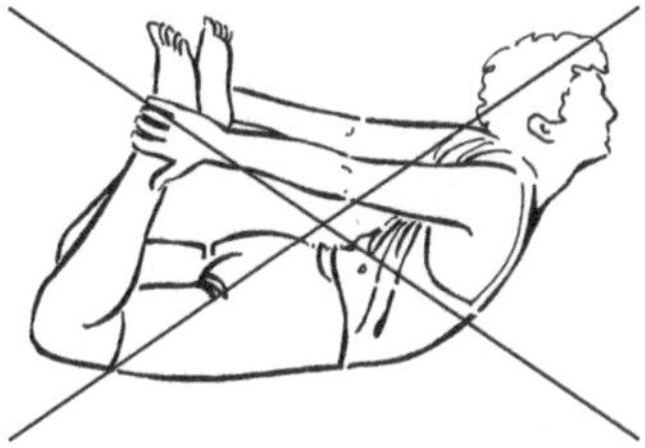

- *Rumpfvorbeugen im Grätschsitz*: Diese Übung soll eigentlich die hintere Oberschenkelmuskulatur dehnen, was aber kaum geschieht. Dafür überlasten Sie die Lendenwirbelsäule. Geringer Erfolg, größerer Schaden anderswo.

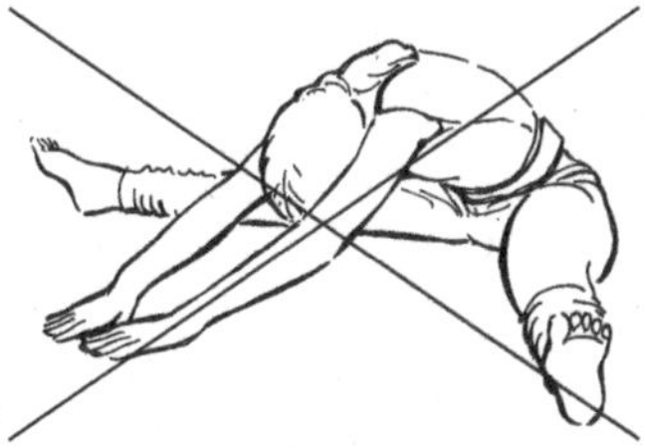

- *Diagonales Rückbeugen im Stand*: Ebenfalls Überlastung der Lendenwirbelsäule.

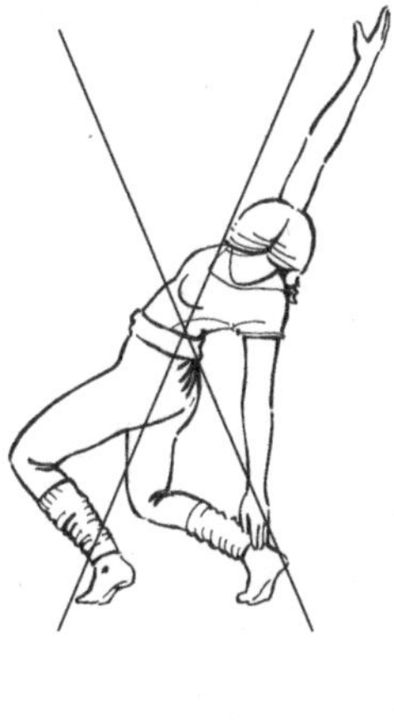

► *Partnerwippe*: So beliebt diese Übung bei vielen Trainern ist, so unbrauchbar ist sie! Es kommt auch hier zu starker Überlastung der Lendenwirbelsäule und durch das Festhalten zu einer Gegenspannung, die die erwünschte Dehnung verhindert.

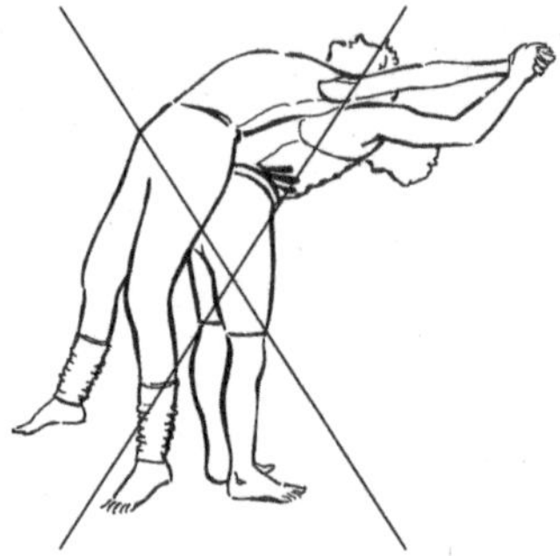

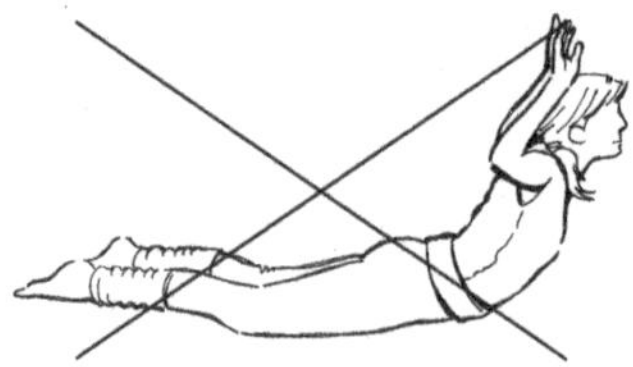

► *Bauchwippe, Brücke:* Alle diese leider beliebten Übungen führen ebenso zu starker Überlastung der Lendenwirbelsäule, auch das *Ballzuwerfen in Bauchlage*, bei dem durch den Aufprall des Balles die Stauchung noch verstärkt wird.

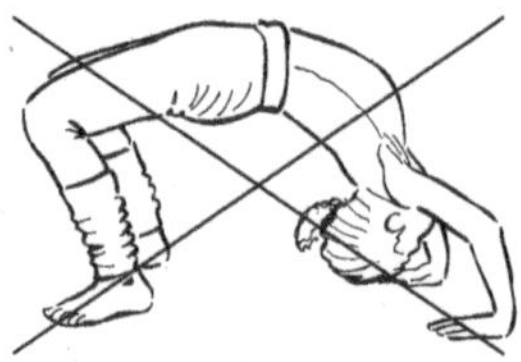

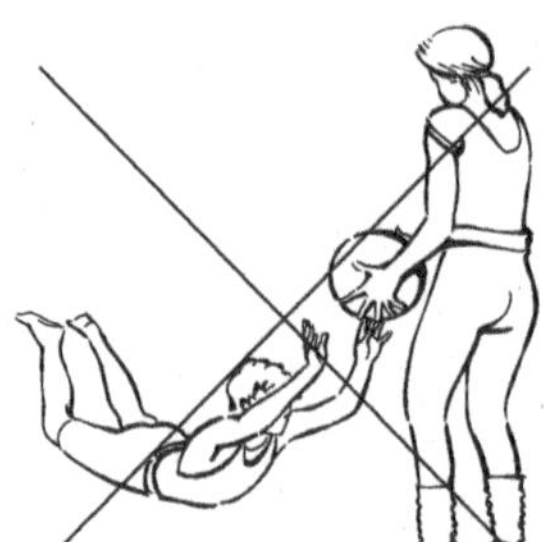

- *Pflug*: Verursacht eine Überlastung der Brust- und Halswirbelsäule und eine Überdehnung des hinteren Längsbandes der Wirbelsäule.

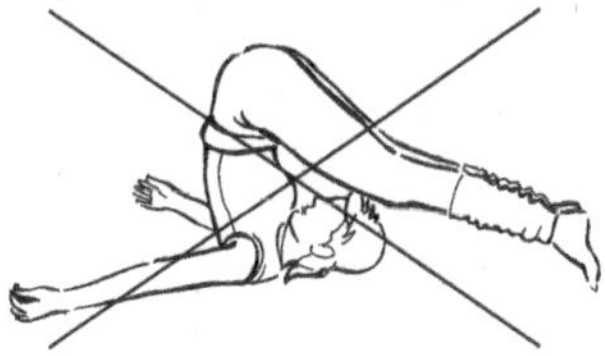

- *Klappmesser*: Starke Überlastung der Lendenwirbelsäule, vor allem bei schwachen Bauchmuskeln. Diese Übung verkürzt zusätzlich die Hüftbeuger und übt dadurch weiteren Druck auf die Lendenwirbel aus.

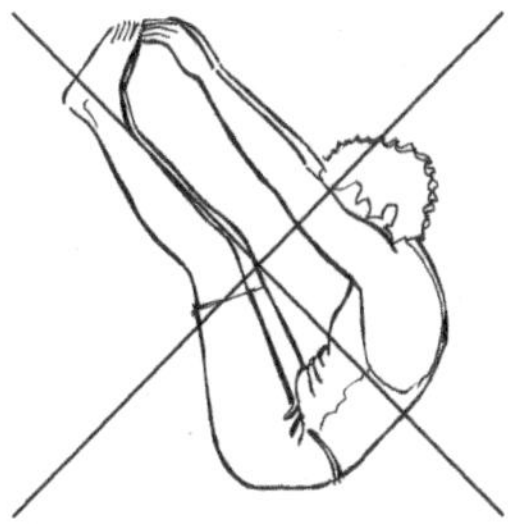

Arme und Beine

Oje, Liegestütze! Entengang! Ein vielfacher Seufzer stieg im Sportunterricht etc. zum Himmel, wenn solche Übungen angesagt wurden, bei welchem Training auch immer. Es wird Sie freuen, dass Sie Ihrem Trainer jetzt diese Zeilen unter die Nase halten können, denn die folgenden Übungen trainieren zwar durchaus die Arm- und Beinmuskeln, aber der Preis ist zu hoch!

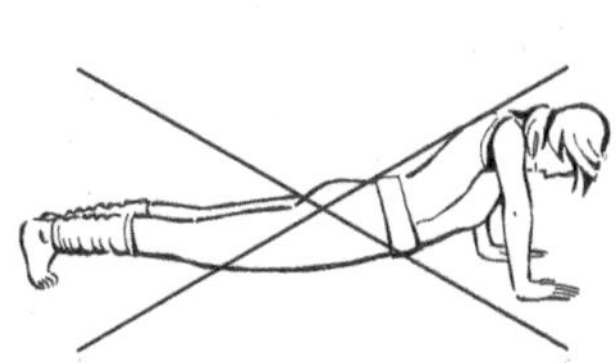

- *Liegestütze*: Soll eigentlich Arm-, Schulter- und Rumpfmuskulatur kräftigen, führt aber bei zu geringer Stützkraft zu einer Überlastung des Schultergürtels und der Lendenwirbelsäule.

- *Schubkarre*: Soll ebenfalls Schulter- und Armmuskeln kräftigen, bewirkt aber ein starkes Hohlkreuz und belastet den Schultergürtel extrem. Eine gesündere Alternative wäre hier, wenn der »Schiebende« von außen die Oberschenkel der »Schubkarre« umfasst.

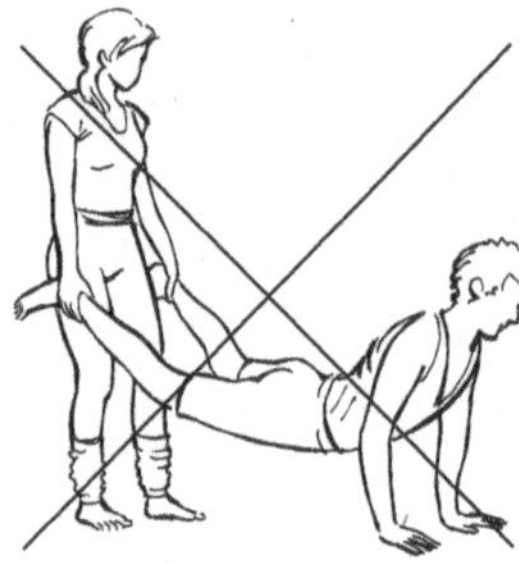

- *Entengang/Kosakentanz*: Starke Überlastung der Kniegelenke in allen Elementen. Diese Übungen sind wirklich »Killer«, die schon vielen Orthopäden zu Brot und Übungsmöglichkeit verholfen haben!

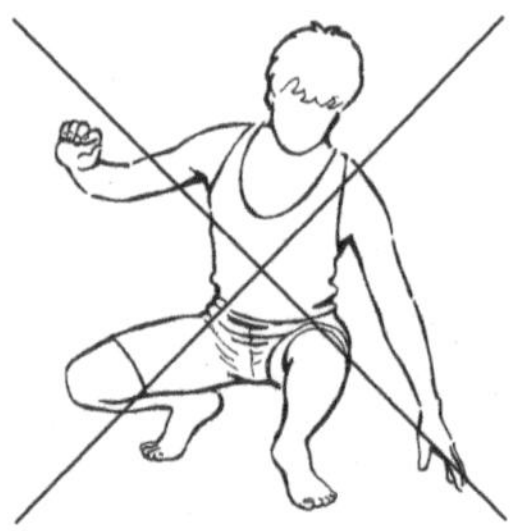

- *Hürdensitz*: Starke Drehbelastung des gebeugten Knies, Überdehnung des inneren Seitenbands und Überlastung des Innenmeniskus.

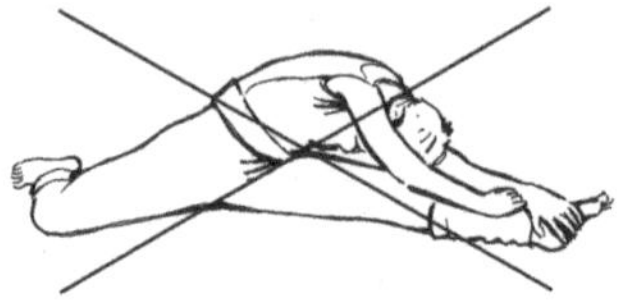

Alle genannten Übungen verursachen keine unmittelbaren Schädigungen, sondern je nach Trainingsaufwand und individueller Konstitution manchmal erst nach Jahren und Jahrzehnten. Umso wichtiger wäre es, auf sie zu verzichten, wobei natürlich der Leistungssport die Ausnahme ist. Aber was aus Leistungssportlern nach der aktiven Laufbahn wird, das sollten Sie mal deren Ärzte fragen …

Was uns noch am Herzen liegt

Weitere Bücher aus der Paungger-Poppe-Werkstatt

- ***Moon Power.*** Das Buch enthält alles Wichtige zum Thema Einfluss von Mond- und Naturrhythmen, aufbauend auf den zusätzlichen Erfahrungen der letzten 20 Jahre im Gespräch mit vielen Lesern in aller Welt. Einfach, klar, präzise, zum schnellen Auffinden des Gesuchten, mit vielen Tipps, die das Anwenden erleichtern.

- ***Das Tiroler Zahlenrad.*** Von der richtigen Berufswahl auf Basis tatsächlich vorhandener, aber vielleicht noch versteckter Talente bis zum weisen Umgang mit schwierigen Kollegen, Freunden, Kindern, Jugendlichen und Ehepartnern – bei alledem kann das hier verborgene Wissen eine große Hilfe sein.

- ***Lebenschance Zahlenrad.*** Das Zahlenrad, zugeschnitten auf die vier großen Lebensphasen. Sie können mit vertiefter Einsicht Talente und Fähigkeiten besser einschätzen und große und kleine Kurskorrekturen erfolgreich wagen. Das Zahlenrad als Schlüssel zur Zufriedenheit der Seele – in allen Altersstufen und Lebenslagen!

- ***Der lebendige Garten – Gärtnern zum richtigen Zeitpunkt in Harmonie mit Mond- und Naturrhythmen.*** Wir zeigen, worauf es beim Gärtnern wirklich ankommt, nämlich auf die Kunst des richtigen Zeitpunkts und die Harmonie zwischen Mensch und Natur.

- ***Fragen an den Mond – 250 Antworten zu Gesundheit, Haushalt und Garten im Einklang mit dem Mond.*** Seit 1991 erhalten wir im Durchschnitt 5 bis 30 Leseranfragen täglich, die wir bis heute persönlich und direkt beantworten. Die wichtigsten und häufigsten Fragen und Antworten bringen wir hier unseren Lesern nahe.

- ***Alles erlaubt! Ernährung, Körperpflege, Schönheit – zum richtigen Zeitpunkt.***

- ***Aus eigener Kraft.*** Das Werk befasst sich ausführlich mit dem Zusammenhang zwischen Mondphasen und Mondstand im Tierkreis und der Wirkung vorbeugender und heilender Maßnahmen für Körper, Geist und Seele.

Ein rundes Mondkalender-Programm

Unsere Bücher begleiten wir seit Jahren mit einem vielfältigen Mondkalenderprogramm:

- **Das Mondjahr – Zeit für mich!** Im Einklang mit dem Mond leben heißt im Einklang mit sich selbst leben – ausgeglichen, vital und von natürlicher Schönheit. In diesem Kalender machen wir das Mondwissen rund um Schönheitspflege, Ernährung, Gesundheit und Fitness zum richtigen Zeitpunkt zugänglich. Ein wertvoller Begleiter für jede Frau, die jetzt immer öfters sagen kann: »Endlich – Zeit für mich!«

- Der **Gartenkalender!** Der richtige Zeitpunkt kann Ihren Garten in ein Paradies verwandeln, wenn Sie ihn kennenlernen und beherzigen. Fürs Kennenlernen sind wir da, das Beherzigen ist Ihr persönliches Abenteuer. Auch im Großformat für die Wand, mit wunderbaren Garten- und Naturfotos zum Meditieren!

- Der Original Paungger & Poppe **Abreißkalender**. Mit vielen Minigeschichten, die das Wirken der Mondrhythmen leicht verständlich nahebringen. Format 13 × 11,5 cm.

- **Das Mond-Jahrbuch**. Der Abreißkalender als handliches Taschenbuch! Die bunte Vielfalt von Tipps, Merksprüchen usw. zum Nachschlagen und Sammeln!

- Das bewährte Mondjahr als **Taschenkalender** in Schwarz-Weiß und in Farbe. 160 Seiten im Format 14,5 × 10,5 cm. Das ideale Büchlein auch für Neueinsteiger. Mit Symbolen und Texten für eine Vielzahl von Tätigkeiten und einer Serie von Minikalendern!

- Der **Foto-Wandkalender**. Zwölf wunderschöne Landschaftsfotos mit Mond verwandeln diesen Monatskalender in eine Zierde für Heim und Büro. Enthält sämtliche Symbole und Texte, die auch im Taschenkalender zu finden sind. Viel Mondwissen auf einen Blick im Format 28 × 32 cm.

- Der **Spiral-Wandkalender**. Auf Anregung vieler LeserInnen haben wir dieses Kalenderformat ins Programm aufgenommen. Ein ganzer Monat auf einen Blick, mit farbigen Tätigkeitssymbolen und viel Platz für Notizen und obendrein noch ein schönes Mondfoto im Querformat – das unentbehrliche Werkzeug im Jumboformat, mit den Maßen 33 × 48,5 cm.

- **Die Jahresübersichten 2019–2029**. Elf Jahre Mondkalender im DIN-A5-Format in einer handlichen Mappe.

- Das Mondjahr als **Wochenplaner** für den Schreibtisch zum Aufstellen im Format 32 × 11 cm.

- Das Mondjahr als **Familienkalender**. Das bewährte Mondjahr im beliebten Familienkalenderformat. Ein unentbehrlicher Begleiter durch den Termindschungel Ihrer Familie!

- Und schließlich unser jüngstes Kind: **Der Streifenkalender**. Mit Symbolen für eine Vielzahl von Tätigkeiten im idealen Format für kleine Wohnungen etc. im Format 12 × 60 cm.

Mond im Internet

Paungger & Poppe hat inzwischen auch seine Zelte im Internet aufgeschlagen: www.paungger-poppe.com – so lautet unsere Adresse. Hier finden Sie unsere schöne Homepage (ein Dank den Programmiererinnen!), erhalten Infos zu allen möglichen Dingen, Leseproben, Vortragstermine, können auch unsere Bücher, Kalender und Produkte direkt bestellen und Alpha/Omega-Fragebogen und Gesundheitswochen-Infos direkt herunterladen.

Der Mondversand – gute Dinge »vom richtigen Zeitpunkt«

Ein Großteil der Zuschriften an uns fragt nach den Bezugsquellen für bestimmte Leistungen oder Produkte im Umfeld unserer Arbeit. Zum Beispiel: »Eure Bücher sind ja wunderbar, aber wo bekomme ich jetzt solche Produkte her? Wer richtet sich heutzutage schon nach den Mondrhythmen?« So ist unser Mondversand entstanden. Wir wollten einfach zeigen, dass es auch anders geht, dass auch heute noch menschenwürdiges Wirtschaften und Herstellen möglich ist. Partner dafür zu finden war wirklich nicht einfach. Aber es gab und gibt sie, die Firmen und Hersteller, die einen Neuanfang wagen wollten. Heute haben wir den Beweis, dass es möglich ist, zum Wohle aller.

Niemals wäre dieses Abenteuer zu bestehen gewesen, ohne

den Mut der LeserInnen und aller Beteiligten mit Pioniergeist. Heute können wir fast überall offen über die Mondrhythmen und das Wissen vom richtigen Zeitpunkt sprechen. Ärzte, Heilpraktiker, Tischlereien, Gärtnereien, Schulen, Bauunternehmer und viele mehr profitieren mittlerweile von der Wahl des richtigen Zeitpunkts. Auch unser Mondversand und seine KundInnen. Wenn Sie sich generell für unsere Arbeit, für Kalender, Bücher und gute Sachen rund um den richtigen Zeitpunkt interessieren und stets auf dem Laufenden bleiben wollen, schreiben Sie uns und fordern Sie kostenlos unseren kleinen Versandprospekt an oder abonnieren Sie den Newsletter bei www.paungger-poppe.com. Bei der Adresse unten können Sie per E-Mail, Brief und Telefon alle Serviceleistungen, Alpha-Omega-Auswertungen, Biorhythmen und Ähnliches anfordern.

Mondversand Paungger & Poppe
Postfach 3
A – 5230 Mattighofen

Telefon: +43(6217 21021)
E-Mail: paungger.poppe@aon.at
Website: www.paungger-poppe.com
Website Mondversand: www.mondversand.de

Alpha/Omega und Biorhythmus

Ein weiterer »Dienst am Leser« findet inzwischen regen Zuspruch: Anhand eines von uns ausgearbeiteten Fragebogens können wir für Sie ermitteln, welcher Ernährungstyp Sie sind. Ausführlich haben wir die Alpha/Omega-Ernährungstypen in unserem Buch *Alles erlaubt!* vorgestellt. Wie wertvoll die Kenntnis der persönlichen Biorhythmen ist, haben wir ausführlich in unserem Buch *Aus eigener Kraft* dargestellt.

In diesem Zusammenhang möchten wir auch an dieser Stelle unseren erfolgreichen Service anbieten, Ihren persönlichen Biorhythmus mit integriertem Mondkalender auszurechnen. Sie erhalten eine DIN-A4-Doc-Datei zum Selbstausdrucken – auch ein wertvolles und wirklich individuelles Geschenk! Hier die Einzelheiten:

Alpha oder Omega? Wir helfen, Ihren Ernährungstyp zu finden!

Füllen Sie auf unserer Website www.paungger-poppe.com den Alpha/Omega-Fragebogen aus und schicken Sie ihn ab. Sie erhalten dann eine persönliche, individuelle Auswertung und eine genaue Beschreibung Ihres Ernährungstyps. (Kosten: € 18,– per E-Mail)

Ihr persönlicher Biorhythmus

Online-Bestellung mit der Angabe Ihres Geburtsdatums und der gewünschten Anzahl an Jahren genügt! Wir mailen Ihnen Ihren persönlichen Biorhythmus (mit integriertem Mondkalender!) beginnend mit dem Bestellmonat. € 25,– (per E-Mail für 1 Jahr)

Kombiangebot:
1 Jahr Biorhythmus + Alpha/Omega-Auswertung
Euro 36,– (per E-Mail)

Mondwochen mit Johanna Paungger-Poppe

Viele Leserinnen und Leser haben erleben dürfen, wie sehr unsere Bücher und der Mondkalender den Alltag erleichtern helfen, besonders wenn es um eine gesunde Ernährung geht. Im Rahmen eines Seminars haben Sie die Möglichkeit, die Grundzüge des Mondwissens zu erfahren, dabei gleichzeitig so zu »leben, wie wir schreiben«. Eine Woche lang sich gesund, ohne tierisches Eiweiß und nach dem persönlichen Ernährungstyp Alpha oder Omega zu ernähren – das bringt eine positive Erfahrung fürs ganze Leben. Wissen aus einem Buch ist eben eine Sache, Anwenden im Alltag oft eine andere. Das gilt natürlich besonders für die Umstellung der Alltagsernährung auf »echt gesund«, speziell innerhalb einer Familie. So ist die Idee von den »Mondwochen« entstanden, an denen inzwischen schon viele LeserInnen teilgenommen haben, manche schon mehrmals. Unter Johannas Leitung erfahren Sie in dieser Woche alles über die Einflüsse der Mondrhythmen im Alltag, aber auch über viele zeitlos gültige Naturgesetze und -rhythmen, die für ein gesundes Leben und erfolgreiche Alltagsbewältigung unentbehrlich sind. Untergebracht in Hotels in wunderschöner Landschaft, deren BesitzerInnen unsere Einstellung voll und ganz teilen und wo auch die Küche auf gesund und köstlich eingestellt ist. Informationen, Termine, Kontaktadresse sowie ein Überblick über das angebotene Programm siehe www.paungger-poppe.com unter Service/Veranstaltungen. Vielleicht finden Sie und/oder Ihre Familienmitglieder und Freunde Zeit für diese Woche. Sie können eine Bereicherung an Körper, Geist und Seele erwarten, und wir würden uns freuen, Sie persönlich kennenzulernen.

Ein Dank an unsere Leser

Zum guten Schluss einige Worte an diejenigen Leser, die uns im Laufe der Zeit geschrieben und bis jetzt keine Antwort erhalten haben. Tausende von Briefen und E-Mails aus aller Welt haben uns erreicht, und es ist niemand da, der uns diese Arbeit des Antwortens zuverlässig abnehmen könnte. Auf diesem Wege wollen wir wenigstens den allergrößten Teil der Briefe direkt beantworten, denn bestimmte Fragen tauchen immer wieder auf, und wir wissen, dass die Antwort fast jeden unserer Leser interessiert.

Viele Anfragen können wir nicht beantworten, weil wir schlicht und einfach die Antwort nicht kennen! Wir schreiben nur aus persönlicher Erfahrung, und die hat ihre Grenzen.

Das gilt besonders für körperliche und seelische Störungen. Wir sind keine Ärzte, und aus der Ferne zu beurteilen, was im Einzelfall hilft oder schadet, dürfen und wollen wir uns nicht anmaßen.

Bei vielen Zuschriften geht es um Probleme, zu deren Lösung man unsere persönliche Hilfe wünscht. Fast immer jedoch steht die Lösung des Problems schon vor der Tür! Sie wird nur deshalb oft nicht eingelassen, weil man sich bei der Suche nach ihr schon in eine bestimmte Richtung verrannt hat und nun zu stolz, zu ängstlich oder zu bequem ist, einen neuen Weg zu gehen. Unsere ganze Arbeit jetzt und in Zukunft richtet sich darauf, den Mut zur eigenen Entscheidung und Verantwortung zu wecken. Den Mut, Problemen wirklich auf den Grund zu gehen, sie von allen Seiten zu betrachten und die Dinge zu Ende zu denken. Kein anderer Mensch, kein »Experte« wird Ihnen jemals diese Aufgabe abnehmen können – auch wir nicht. Wenn unsere Arbeit den Mut dazu geweckt hat, dann freuen wir uns mit Ihnen von ganzem Herzen.

Häufig werden wir um Angabe der Adressen von guten Rutengehern gebeten oder von Heilberuflern, die nach Mond- und Naturrhythmen heilen. Zwar werden es täglich mehr, doch alle, die wir kennen, sind inzwischen hoffnungslos überlastet, weil sie so erfolgreich arbeiten. Es ist so einfach: Wenn der Arzt Ihrer Wahl nicht auf Ihre Wünsche eingeht, suchen Sie sich einen anderen. Ein wirklich guter Arzt wird immer alles tun, damit Sie gesund werden und es auch bleiben. Wer dagegen ausschließlich nach anstudiertem Wissen und nach Schablonen arbeitet, ist entweder nur am Geldverdienen interessiert oder er ignoriert seine eigene Erfahrung: nämlich dass Statistiken und auswendig gelernte Schablonen niemals den Einzelfall erfassen. Haben Sie den Mut, mit Ihrem Arzt von Mensch zu Mensch zu sprechen. Umso schneller finden Sie heraus, aus welchem Holz er geschnitzt und ob er ein wahrer Freund der Menschen ist.

Sie suchen Mondholz? Schreiben Sie uns, wir stellen gerne den Kontakt her. Kennen Sie Sägewerke oder Holzhändler, die gerne in unserem Sinne arbeiten möchten? Schreiben Sie uns! Und nun viel Freude mit diesem Buch und dem Abenteuer, das auf Sie wartet, wenn Sie sich mit dem alten Wissen um die Mondregeln anfreunden!

Register

A
Abschlussübung 104 f., 168
Akne 256, 265
Akupunktur 121, 189
Alkalisch *siehe* Basisch
Alkohol 132, 187, 228, 254, 267
Allergien 256
Alpha-Typ 19, 172, 263, 287 ff., 308 f.
Altersflecken 262
Alzheimer 248
Angina 235
Angst 175, 176, 188, 213, 216
Antibabypille 265
Arme 41, 116, 299
Aromen, künstliche 253
Arteriosklerose 262
Arthrose 158, 246, 262
Asthma 248
Atembeschwerden 93
Atmung 68 ff.
Augen 41, 59, 107, 109 f.
Augenbeschwerden 110
Augentrost 110
Ausleitung 270, 272

B
Backhefe 266
Balancegefühl, Verbesserung des 141
Bandscheibenleiden 256
Bandscheibenschäden 93
Bandscheibenvorfall 155
Bärlauch 132
Basenhaushalt 257 ff.
Basisch 250 f., 268
Bauchmuskeln 133 f., 136 f., 145 f., 296 ff.
Bauchspeicheldrüse 41, 95, 138, 181
Beckenbodengymnastik 143 f., 168
Beckenorgane 70
Beckenschiefstand 165
Beine 299 ff.
offene 246, 256
Beinlängenverkürzung 165
Berg, Ragnar 254
Bindegewebe 262
Biokost 285 ff.
Biorhythmus 36, 190, 308 f.
Blähungen 253
Blase 41, 59 f., 139, 142, 148, 175,

176, 180, 183, 185 f., 194, 213 ff., 246, 269
Blasenentzündung 60, 142
Blasensteine 262
Blinddarm 59
Blut 138, 186 f., 218 ff., 229, 250 f.
Blutdruck 132
Blutkreislauf 41, 221
Blutsystem 175, 176, 186 f.
Brennnessel 121, 138, 271
Brühwürfel 266
Brust 41, 122

C
Chayito 237 f.
Chemie 35, 281
Chemotherapie 256
Cholesterin 256
Colagetränke 252, 257, 267

D
Darm 70
Daumen 173 f., 176, 178 ff., 185, 188 f., 191 f., 203 ff., 233
Dehnübungen 158
Depression 25, 191
Dickdarm 60, 133, 138, 175, 176, 194, 201 ff.
Distelöl 263
Drüsensystem 41
Dünndarm 133, 175, 176, 185, 194, 210 ff., 228, 255

E
Eier 218, 268
Einreibungen 158
Eiweiß 41, 218, 267 f.
Embryo, Entwicklung des 196
Energiespirale 58, 60, 65, 171 ff.
  große 196
  kleine 58, 176, 195 ff.
  mittlere 195 f.
Energiewege 197
Entgiftung 37, 42, 116, 121, 152, 180, 216 ff., 244, 264 ff., 270 ff.
Entgiftungsorgane 218
Entsäuerung 121, 255, 270 ff.
Entschlackung 152, 254, 270 ff.
Entschlackungsöl 162, 264
Entspannung 82
Erdnüsse 263
Erdstrahlungen 36
Erkältung 35, 165 f., 200, 255
Ernährung 94, 252, 257, 263, 283 ff.

F
Farben, Meditation mit *siehe* Meditation mit Farben
Farbstoffe 253
Fasttag 38
Fertigbackmischungen 254
Fertiggerichte 94
Fett 41, 263
Finger, kleiner 176, 180, 183, 185, 188, 190, 208 ff.
Fingerarbeit 171 ff., 233
Fisch 267
Fische-Energiespirale 226 ff., 232
Fische-Mondgymnastik 163 ff., 169
Fischer, Ron 241
Fleisch 94, 218, 253 f., 266 ff.
Fleischextrakt 266

Frauenleiden 147
Frauenmantel 147, 148
Frucht 41
Fruchtsaft 271
Funktionskreise 176, 184 ff.
Füße 41, 163 ff., 195
Fußreflexzonenmassage 163
Fußschweiß 256

G
Galle 41, 122, 126, 175, 176, 187, 194, 224 f., 269
Gallensteine 262, 269, 272
Gastritis 59, 179
Gefäßwände 246, 256
Gelenke 41
Gelenkentzündung 262
Gelenkverkalkung 262
Gemüse 254, 266
Gemütszustände 176, 188 ff.
Gene 62, 263
Genussmittel 132
Gepökeltes 253
Geschlechtsorgane 41, 143, 147
Getränke
  Cola- 252, 257, 267
  kohlensäurehaltige 254, 267, 273
  Wasser 270 ff.
Getreidekeimlinge 263
Gewebestraffungsöl 264
Gewicht 241
Gicht 60, 180, 246, 262, 272
Grundübungen 92 ff., 168 f.
  dritte 102 ff.
  erste 95 ff.
  zweite 99 ff.
Gymnastik 31, 57, 68 ff., 92 ff., 106 ff., 295 ff.

H
Haarausfall 61 f., 256, 266
Hafer 263
Hals 41, 111 ff., 196, 295 f.
Hämorrhoiden 256, 265
Hände 41, 116
Handmittelpunkt 174 ff., 178 ff., 186, 188, 191, 219 ff.
Harnleiter 41
Harnwege 143
Haut 41, 47, 154, 246, 260 f., 269
Hautjucken 256
Hautkrankheiten 158
Hautoberfläche 175, 176, 233, 260
Hautpflege 158
Hautschichten
  obere 185
  tiefe 175, 176, 184
Heesters, Johannes 128
Heilatmung 70
Heilkräuter 38, 110, 138, 266
Heilkunde 44, 47
Herz 40 f., 70, 127 ff., 175, 176, 180, 185, 194, 208 f.
Herzbeschwerden 93
Herzinfarkt 248, 255, 257, 262
Herzkrankheiten 256
Herz-Meridian 130
Heublumen 110, 126
Hirnschlag 255
Hirtentäschel 147
Hüfte 41, 139 ff.
Husten 200

I
Immunsystem 206 f., 255
Infektion 255
Ischias 93, 153

J
Jungfrau-Energiespirale 210 ff., 231
Jungfrau-Mondgymnastik 133 ff., 169

K
Kaffee 66, 95, 130, 132, 183, 253 f., 257, 267
Kältetag 41, 115
Kalzium 256, 259
Kamille 147
Kartoffeln 254, 266
Käse 253, 266
Kehlkopf 41, 111
Kiefer 41
Kleiner Finger *siehe* Finger, kleiner
Knie 41, 154 ff.
Kniebeuge 149, 168
Kniekehle 59, 154 f., 168, 206
Knieumschläge 158
Knoblauch 132
Knochen 41, 246, 253, 258
Knochenbau 175
Knochengerüst 154
Knochenschwund 256, 258 f.
Knochensystem 176, 185
Kohlenhydrate 41, 253
Koller, Georg 18, 29, 295
Konservierungsstoffe 253
Kopf 56, 107, 195, 295
Kopfkreisen 295 f.
Kopfschmerzen 47, 107, 110, 242, 255, 290
Körper-Seele-Brücken 198, 200 f., 202 f., 205 f., 207 f., 209 f., 212 f., 215, 219, 221, 223 f., 224 ff., 229 f.
Körperzonen 40 ff., 65
Krampfadern 159, 162, 264 f.
Krankheit 61 ff., 246, 257, 290
Kräutersitzbad 147
Krebs 248, 256 f., 262
Krebs-Energiespirale 206 ff., 230
Krebs-Mondgymnastik 122 ff., 169
Kreislauf 40, 47, 127 ff., 166, 187
Kresse 263
Kristallsalz 278 ff.

L
Lebensquelle 175, 176, 186
Leber 41, 122, 127, 175, 176, 187, 194, 217 f., 226 ff., 246, 269
Leber-Energiespirale 228
Leinöl 263
Lichttag 41
Löwe-Energiespirale 208 ff., 231
Löwe-Mondgymnastik 127 ff., 169
Lufttag 47
Lunge 41, 56, 58, 116, 122, 175, 176, 178, 194, 198 ff., 229, 246
Lungen-Energiespirale 198
Lungen-Meridian 189
Lymphknoten 155
Lymphstau 160
Lymphsystem 144, 155

M
Magen 41, 56 ff., 70, 122, 127, 175, 176, 179, 194, 203 ff., 233
Magengeschwür 179
Magnesiummangel 162, 166
Mais 263
Mandeln 41, 111
Mangelerscheinungen 255
Massage 113 f.
Meditation mit Farben 85 ff., 111, 115, 121, 127, 132, 138, 143, 148, 154, 159, 163, 166
Meditationsfarben 86, 168 f.
Meersalz 278 f.
Mehl 268
Menstruation 262, 264 f.
Menstruationsbeschwerden 148
Migräne 93, 107, 255
Milch 259 f., 290
Milchprodukte 218, 254, 266 f.
Milz 41, 59, 133, 144, 175, 176, 194, 206 f.
Mineralien 245, 249, 253, 256 ff., 265, 272 f.
Mineralstoffmangel 265
Mineralwasser 267, 271 ff.
Mistel 132
Mittelfinger 176, 188, 190, 224 ff.
Mond
  abnehmender 37, 39, 42, 47, 121, 147, 264, 271
  zunehmender 37, 38, 42, 263
Mondgymnastik 53 ff., 65, 71, 77, 81 ff., 92 ff., 171, 194, 235 f., 241 ff., 264, 277
Merktabelle 168 f.
Mondkalender 45 ff.
Mondkur 288 f.
Mondlauf 32
Mondphasen 30, 33, 42 ff.
Mondrhythmen 30, 42 f., 45 ff., 288 ff.
Mondstand im Tierkreis 30, 33 f., 37, 39 ff., 58, 106, 195 f.
Mondwanderung 33
Morgenstern, Christian 53
Müdigkeit 25, 182, 242, 246, 257
Muskelkater 69, 116, 242
Muskeln 74, 175
Muskelschmerzen 93
Muskelsystem 176, 183, 185 f.

N
Nabel 221
Nabelbereich 59
Nabelfunktion 186, 194
Nabelfunktionskreis 175, 176, 180
Nachwippen 83 f., 98, 295
Nacken 111 ff.
Nahrungsmittel 32
  basenbildende 266
  säurebildende 266 f.
Nase 41, 108, 110, 202
Nasennebenhöhlen 110
Natriumchlorid 278 ff.
Naturrhythmen 32, 43, 45 ff., 289
Nerven 41, 138
Nervensystem 41
Neumond 37 f., 43, 45, 264
Nieren 41, 59, 60, 139, 148, 175, 176, 180, 183, 185 f., 194, 215 ff., 246, 261, 269, 273
Nierenentzündung 142
Nierensteine 262

Nikotin 132, 228
Nüsse 266

O
Oberarm 58, 106, 120 f.
Oberschenkel 41, 57, 148, 150 ff., 263, 297
Obst 254, 266
Obsttag 37
Ödem 272
Ohren 41, 108, 115
Ohrensausen 93
Omega-Typ 172, 263, 287 ff., 308 f.
Operationen 32, 38, 39, 40, 42 f., 44, 47, 107, 222, 116, 122, 127, 133, 139, 143, 148, 154, 159, 163
Orangenhaut 57, 152, 263 f., 272
Organe 59 f., 176, 178 ff., 189, 195
Organrhythmen 182 ff.
Osteoporose *siehe* Knochenschwund

P
Paracelsus 252
Paungger-Poppe-Werkstatt 302 ff.
Pharmazeutik 35
pH-neutral 261
pH-Wert 250, 253 f., 261
Physik 281
Picasso, Pablo 128

R
Rauchen 180, 285
Reflexzonenpunkte 108
Reis 266
Rheuma 60, 121, 126, 180, 185 f., 205, 262, 269
Ringfinger 176, 178, 183 f., 188, 190, 198 ff., 233 f.
Rivalität 77 ff.
Rohkost 268
Rücken 41, 127
Rückenmuskeln 155, 296 ff.
Rumpf 296 ff.

S
Salat 217, 268
Salz 41, 277 ff.
Sauer 250
Säure-Basen-Gleichgewicht 258
Säure-Basen-Haushalt 257 ff., 265
Säure-Basen-Verhältnis 255
Säuren 246, 252 f., 257 f., 262
Schafgarbe 147, 266
Schilddrüse 111
Schlacken 180, 185 f., 242 ff., 246, 254, 261 ff., 264, 269, 271 f., 280
Schlaganfall 248, 262
Schmelzkäse 266
Schmerzen 197 f.
Schmerzmittel 253, 258
Schnupfen 165, 200
Schulmedizin 35, 56, 59, 256, 259
Schulter 41, 115
Schultergürtel 300
Schulterschmerzen 121
Schütze-Energiespirale 219 ff., 231
Schütze-Mondgymnastik 148 ff., 169
Schwangerschaft 264 f.

Schwangerschaftsstreifen 265
Sehstörungen 93
Selbstdisziplin 77 ff., 241
Siebener-Rhythmus 71
Sinnesorgane 41
Skorpion-Energiespirale 216 ff., 231
Skorpion-Mondgymnastik 143 ff., 169
Sonnenflecken 36
Sorge 175, 176, 189, 203 ff., 233
Spannungsschmerzen 93
Sport 31, 243
Sprachorgane 41
Sprunggelenk 159
Steinbildung 246
Steinbock-Energiespirale 221 ff., 232
Steinbock-Mondgymnastik 154 ff., 169
Stier-Energiespirale 201 ff., 230
Stier-Mondgymnastik 111 ff., 169
Stirnhöhlen 110
Stoffwechsel 245 ff., 262, 265
Stoffwechselstörung 246 ff., 254
Sucht 66, 284
Süßigkeiten 94, 132, 253, 276 f.
Symptombekämpfung 55, 57, 263

T

Tabak 285
Taubnessel 143
Tee 66, 95, 121, 138, 143, 148, 253 f., 257, 266 f., 271 f., 290
Therapie, physikalische 121
Tierkreis 195 f.
Tierkreiszeichen 47 195
  Fische 41, 45, 86, 126, 163 ff., 169, 175, 176, 195, 226 ff., 232
  Jungfrau 41, 57, 86, 133 ff., 169, 175, 176, 210 ff., 231
  Krebs 41, 86, 122 ff., 169, 175, 176, 206 ff., 230
  Löwe 40, 41, 47, 86, 127 ff., 169, 175, 176, 208 ff., 231
  Schütze 41, 57, 86, 148 ff., 168, 175, 176, 219 ff., 231, 264
  Skorpion 41, 86, 126, 143 ff., 168, 175, 176, 216 ff., 231
  Steinbock 41, 86, 154 ff., 169, 175, 176, 221 ff., 232
  Stier 41, 60, 86, 111 ff., 168, 175, 176, 201 ff., 230
  Waage 41, 86, 139 ff., 168, 175, 176, 213 ff., 231
  Wassermann 41, 86, 159 ff., 169, 175, 176, 224 ff., 232
  Widder 41, 47, 56, 86, 107 ff., 168, 175, 176, 198 ff., 230
  Zwillinge 41, 86, 116 ff., 169, 175, 176, 203 ff., 230
Trauer 175, 176, 188, 190, 198 ff.
Trennkost 268

U

Überalkalisierung 251
Übersäuerung 180, 250 ff.
Übungen, Merktabelle 168 f.
Umweltschutz 47
Unterkiefer 111
Unterschenkel 41, 159

V

Venen 70, 153, 160, 162, 168, 221
Venenentzündung 162
Venenleiden 221
Verdauung 202
Verdauungsbeschwerden 93
Verdauungsorgane 41, 57 f., 133, 138, 218
Vergiftung 266
Verstellung 175, 176, 208 ff.
Verstopfung 138, 159, 221
Verzweiflung 175, 176, 180, 188, 191, 219 ff.
Vitamine 245, 249, 254, 264
Vollkornbrot 263
Vollmond 38, 263 f.

W

Waage-Energiespirale 213 ff., 231
Waage-Mondgymnastik 139 ff., 169
Wadenkrämpfe 162
Wärmetag 41
Wasser 68, 194, 214, 219, 245, 250 f., 254, 266 ff., 270 ff.
Wassermann-Energiespirale 224 ff., 232
Wassermann-Mondgymnastik 159 ff., 169
Wassertag 41
Weißmehl 94, 216, 253 f.
Weizenkeimöl 263
Weizenmehl 266
Weltraumstrahlungen 36
Wickel, warme 126
Widder-Energiespirale 198 ff., 230
Widder-Mondgymnastik 43, 107 ff., 169
Wilde, Oscar 91
Wirbelsäule 93 f., 111 ff., 133 ff., 145, 148, 295 ff.
Wut 175, 176, 188, 191, 224 ff.

Y

Yoga 104, 178, 189

Z

Zähne 41, 111, 246, 256
Zahnstein 262
Zehen 41, 164 ff.
Zeigefinger 176, 180, 183, 188 f., 213, 216
Zeitpunkt, richtiger 30 ff., 57, 110, 290
Zellabbau 253
Zellulitis *siehe* Orangenhaut
Zinnkraut 132
Zorn 75, 176, 224 ff.
Zucker 94, 250, 254, 267, 269, 281 f.
Zwerchfell 41, 59, 127, 175, 176, 180 f., 186, 194, 219
Zwiebel 132
Zwillinge-Energiespirale 58, 203 ff., 230
Zwillinge-Mondgymnastik 116 ff., 169
Zwölffingerdarm 59